心电图简明教程

XINDIANTU JIANMING JIAOCHENG

主　　编　卢　鹏　吕　欣

副主编　刘　涛　王子彪　韩砆石　王晓青
张来平　梁　颖

编　　者（以姓氏笔画排序）
王晓青　王光明　王子彪　卢　鹏
吕　欣　刘　涛　孙丽萍　孙德英
孙宏伟　张来平　杨　明　周杨平
赵淑明　郝　云　郭　昊　梁　颖
韩本谊　韩砆石　程绍海　曾　宇

英文编译　朱景华　肇　炜　迟　源　关宝帅

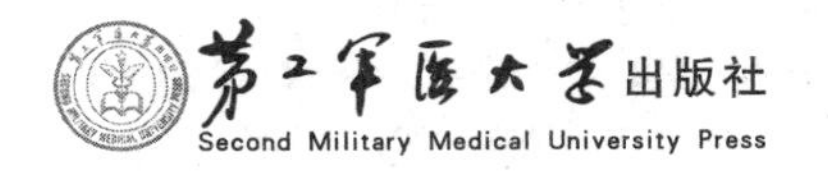

内 容 简 介

本书将心电图的教与学从繁杂的数据和抽象的理论中解脱出来，用形象生动的语言和比喻来阐述心脏的电生理及心电现象，通过在特定的导联或导联组合上寻找特殊心电波型及波型组合的方法，来实现常见心脏疾病的快速识别诊断。并附有常见心电表现的实用图谱。

本书适合基层卫生人员及大中专医护专业学生实训时参考。

图书在版编目(CIP)数据

心电图简明教程/卢鹏，吕欣主编. —上海：第二军医大学出版社，2013. 11
ISBN 978-7-5481-0654-8

Ⅰ. ①心… Ⅱ. ①卢… ②吕… Ⅲ. ①心电图—教程 Ⅳ. ①R540.4

中国版本图书馆 CIP 数据核字(2013)第 171988 号

出 版 人 陆小新
责任编辑 陈 晓 高 标

心电图简明教程
卢 鹏 吕 欣 **主编**
第二军医大学出版社出版发行
http://www.smmup.cn
上海市翔殷路 800 号 邮政编码：200433
发行科电话/传真：021-65493093
全国各地新华书店经销
江苏天源印刷厂印刷
开本：850×1168 1/32 印张：4.375 字数：68.5 千字
2013 年 11 月第 1 版 2013 年 11 月第 1 次印刷
ISBN 978-7-5481-0654-8/R·1430
定价：20.00 元

前　言
Foreword

心血管疾病在人口总死亡率中居首位。心电图检查是心血管疾病的早期发现和治疗观察中的无创性检查方法。

心电图那波澜起伏的曲线，似一幅象形文字的画卷，向我们无声地描述了心脏在某一时间，各个部分的工作状态。

我们通常在心电图的学习中，首先要面对大量繁杂的数据和知识点，教与学都要付出很大的努力，且又不易于掌握和长期记忆，如果我们转换一下思路和角度，从实际需要出发，从形象化的识图开始，看一看特殊的心电波型及波型组合所代表的临床疾病征象，以及心电各导联反映出的心脏各部分工作状态，那么，心电图的学习就会变得简明而又有效了。读完这本书后，你就能根据心血管疾病的临床征象，用心电检查来发现常见病、多发病了。当然，心电检查中的一些疑难问题，还需要继续学习，请教上级医师。做到了这一点，心电识图在基层和社区广大医务人员中的真正普及也就为期不远了。

本书是实验性新教学方法尝试，编写过程中可能会有一些不足、欠缺和疏漏之处，敬请专家、同行及读者给予指正。

编　者

二〇一三年七月

序言 Foreword

本书以初学者的视角，围绕心电图学习过程中的困惑，用形象生动的语言和方式，说明了心电图的十二个导联各自的特点和波形异常所代表的临床意义。

作者从培养学习的兴趣和自信心入手，将常见的每种心电表现深入浅出地归纳为一至数个知识点，并加以注解和鉴别，化繁为简，变难为宜，便于理解和记忆。从心电图的起始波开始，讲述了异常波形与特定导联或导联组合的关系，形成了在特定导联或导联组合上寻找特殊波形的快速解读心电图的方法，并汇集了大量常见的心电图谱，文字表述清晰，简明易懂，是大中专医学生及基层卫生人员必备的工具书。

目录 Contents

第一章 心脏在血液循环中的作用

Chapter 1

心脏是血液循环的动力——泵。

人的一生中，心脏在不停地跳动，每分钟60～100次。有规律的收缩舒张，推动着血液在全身的血管中流动。

右心接受全身输送来的静脉血，并将其泵到肺脏进行氧合（放出二氧化碳，吸收氧气）。左心将肺脏氧合后的动脉血，源源不断地送到全身。

心脏之所以能有规律地跳动，缘于心脏是由二类细胞构成的：一类是工作细胞，完成心肌的收缩和舒张；另一类是发出收缩冲动并传导的特殊细胞，负责收缩的节律间隔。这二类细胞的协同，发出收缩信号并传导至心脏各部分，引起心房心室有规律地收缩，形成合力，右心和左心分别将静脉血和动脉血泵向肺循环和体循环。

如果我们把心脏的四个腔（左心房、左心室、右心房、右心室）比作4个水泵，心脏的泵血功能就比较清楚了，见图1-1。

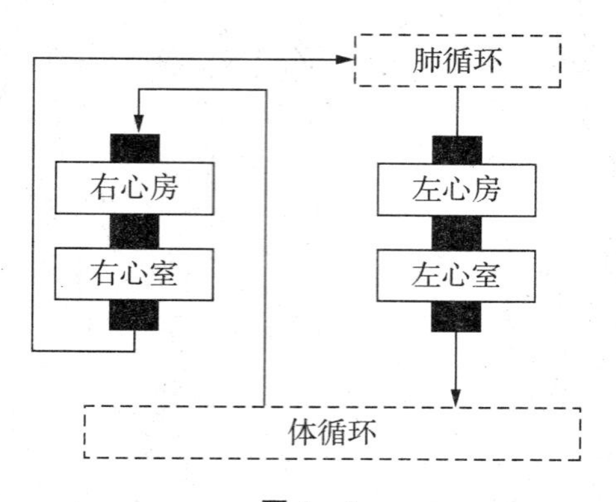

图 1－1

在心电图上，左右心房收缩形成 P 波；左右心室收缩形成 QRS 波群；左右心室舒张形成 T 波；（心房舒张形成的波较小被 QRS 波群掩盖不显现）。见图 1－2。

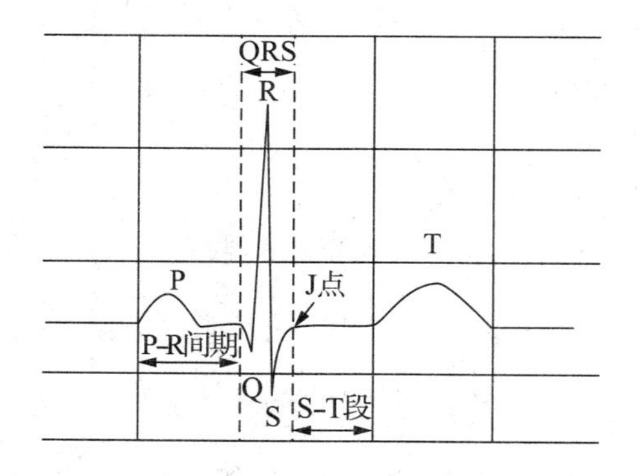

图 1－2

窦房结发出激动，使心脏有规律有秩序的收缩，其传导途径是：

窦房结→结间束 { 右心房；房室结→房室束 { 右束支→右心室；左束支→左心室 }；左心房 }

传导系统任何环节出现障碍，都会使心跳不规律，变慢甚至不能满足机体供血需要。

第二章　心电图各导联的作用

Chapter 2

心电图机通过连线与四肢和胸部的相应部位相连接，并通过变换正负极的连接部位，形成12个导联，它们分别是Ⅰ、Ⅱ、Ⅲ、aVR、aVL、aVF、V_1、V_2、V_3、V_4、V_5和V_6导联。前3个叫标准导联；第四、五、六个称为加压单极肢体导联；后6个称为胸导联。在12个导联中，除标准导联为双极导联外，其他均属单极导联。

这12个导联分别反映了心脏各个部位的心电变化，这对我们诊断心脏病变的部位很重要。某个导联反映哪部分心电变化，我们可以从这个导联正极连接的身体部位来判断：

一、标准导联

1. Ⅰ导联

Ⅰ导联是左上肢（正极）和右上肢之间的电位差。P、

QRS、T 波均朝上，否则为异常或左右接反。

2. Ⅱ导联

Ⅱ导联是左下肢（正极）与右上肢之间的电位差。P 波较明显，麻醉时一般选择导联Ⅱ加 V_5 导联监测有无心肌缺血。

3. Ⅲ导联

Ⅲ导联是左下肢（正极）与左上肢之间的电位差。

二、加压单极肢体导联

1. aVF 导联

F 是英语“脚”或“足球”的字头，正极连在左腿上，反映心脏下部，即下壁的心电变化。Ⅱ、Ⅲ导联的正极也连在左腿上，意义同前，主要用途之一是心梗定位。

2. aVL 导联

L 是英语“左”和“侧”的字头，正极连在左臂，反映了心脏左面即侧壁的心电变化（又叫高侧壁），正极连在左上肢的还有Ⅰ导联，意义同前，主要用途之一也是心梗定位。

3. aVR 导联

R 是英语“右”的字头，正极连在右上肢，反映心脏右侧的心电变化，主要用于判定是否窦性心律，即正常心律。

以上见图 2-1、图 2-2。

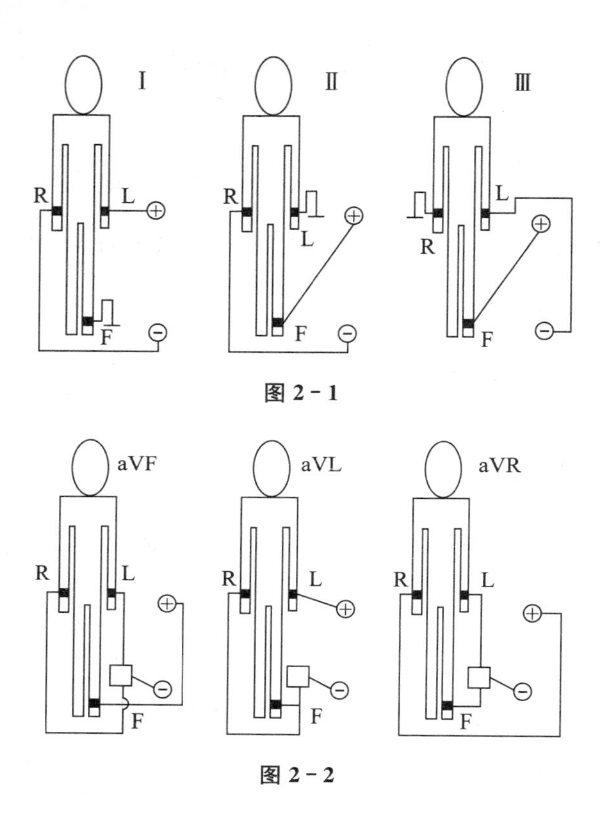

图 2－1

图 2－2

三、胸导联

V_1、V_2、V_3、V_4、V_5、V_6 导联的正极依次连在前胸壁，反映心脏前面，即前壁的心电变化。

1. 一般情况

V_1、V_2 导联对应心脏右心室；V_3、V_4 导联对应室间隔；V_5、V_6 导联对应左心室。可用于观察有无左、右心室肥大，有无左、右束支传导阻滞及有无心脏沿长轴顺(逆)钟向转位。见图 2－3、图 2－4。

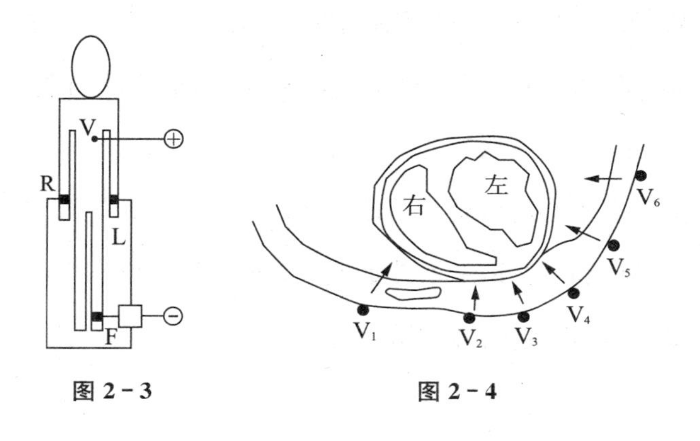

图 2－3　　**图 2－4**

2. 心肌梗塞定位

胸导联透过右心室，反映的是左心室广泛前壁的心电改变。

心肌梗塞一般发生于左心室。通过图 1－1 我们可以看出，左心室面对的是体循环，形成我们平时所说的血压，而右心室面对的是肺循环，其面对的压力仅为体循环的 1/10。左心室工作量大，左心室壁是右心室壁厚度的 3 倍，耗氧量大，对缺血缺氧极为敏感，因而易于出现心肌缺血、损伤甚至梗死(右心室偶因冠状动脉分布的原因而被累及)。这样在心梗时我们一般不考虑右心室，透过右心室来观察：

V_1、V_2、V_3 对应的是室间隔，心梗时叫前间隔（壁）。

V_3、V_4、V_5 对应前壁（或叫局限前壁或心尖部）。

V_5、V_6＋Ⅰ、aVL 对应前侧壁。

V_1、V_2、V_3、V_4、V_5、＋（V_6、Ⅰ、aVL）对应广泛前壁。

3. 关于 V_1 导联

由于它距心房最近，见图 2－5，可用于观察有无左、右心房肥大；有无心房扑动，心房颤动，并观察 P 波形态（Ⅱ导联的 P 波振幅较高，即波峰较高，也可与 V_1 导联一同用于观察 P 波）。

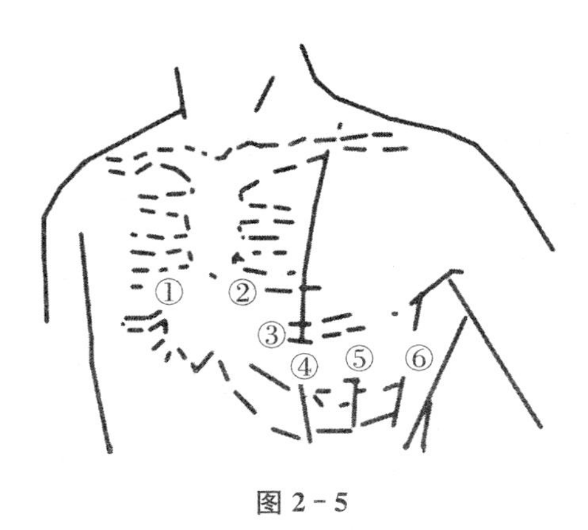

图 2－5

第三章　心动周期、心率和有关的时限

Chapter 3

一、心动周期

心脏完成一次收缩及舒张的泵血过程，称为心动周期。

二、心率

一分钟心脏泵血的次数，即心跳的次数。心率正常范围为60～100次/分，心率大于100次/分为心动过速；心率小于60次/分为心动过缓。

三、心率是否异常的快速判定

心电图纸横向为时限，每个小格为0.04秒，1个黑粗线大格内有5个小格，为0.2秒。本书中因排版的原因心电图纸有变形，但都遵循前述原则，仍可正确理解(编者注)。如果心脏每隔1个粗线大格跳动1次，那么每分钟心率为60/0.2=

300次/分；每隔2个粗线大格心脏跳动1次，每分钟心率为60/0.4=150次/分；每隔3个粗线大格心脏跳动1次为100次/分；每隔4、5、6个粗线大格，心率依次为75、60、50次/分。这样我们判断心率是否正常就容易多了。具体方法：找1个心动周期，这个心动周期的主波（一般选R波）恰巧落在1条黑粗线上，然后看第二个心动周期上的主波落在随后的那条粗线上。图3-1心率分别为：A，300次/分；B，150次/分；C，100次/分；D，75次/分；E，60次/分；F，50次/分；G，<50次/分。

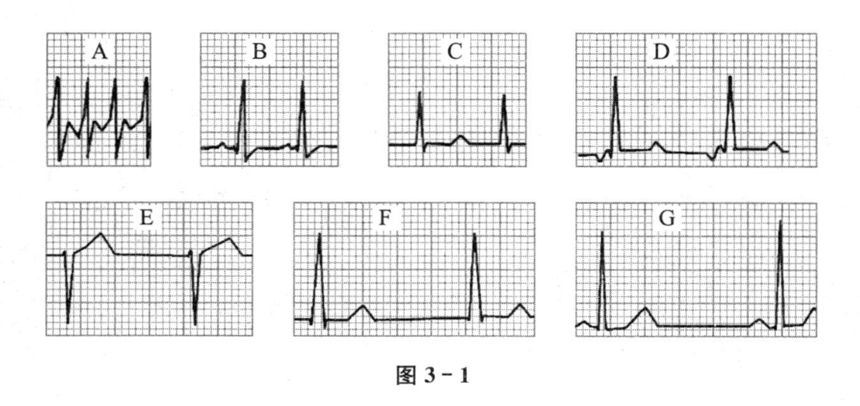

图3-1

四、有关的时限

心电图上横向的间期、时间，我们要记住4个（图3-2）：

1）P波时间<3小格。

2）P－R 间期＜5 小格，即 1 个粗线大格，且 P－R 间期＞3 小格。

3）QRS 时间＜3 小格，且 QRS 时间＞1.5 小格。

4）Q－T 间期≤11 小格，且 Q－T 间期≥8 小格。

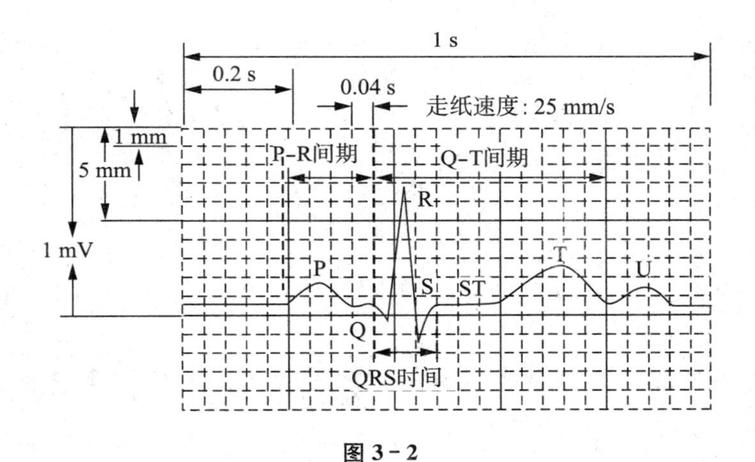

图 3－2

第四章　异常心电波形的辨认

Chapter 4

一、单项波形异常

（一）P波异常

1. *右心房肥大*

要点　V_1 导联P波双向，起始部分大。见图4-1。

2. *左心房肥大*

要点　V_1 导联P波双向，终末部分大。见图4-2。

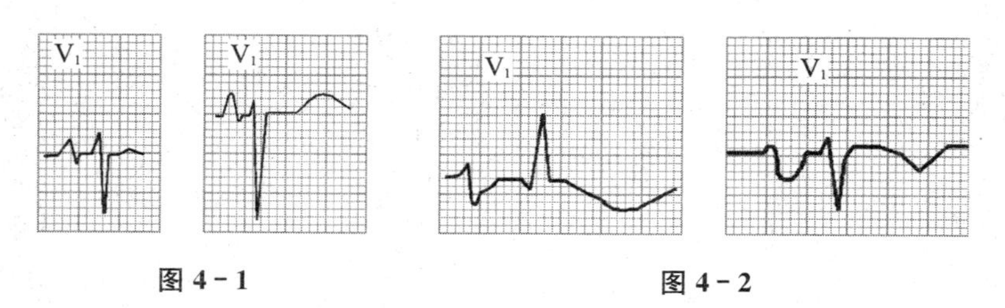

图4-1　　图4-2

注解

1）P波是心房收缩形成的波形，V_1 导联距心房最近，看的比较清楚。由于窦房结(心脏起搏点)位于右心房内,右心房收缩在前,体现在P波前半部;P波后半部为左心房收缩。所以,右心房肥大,V_1 导联P波双向,前半部分>后半部分;左心房肥大,V_1 导联P波双向,后半部分>前半部分。

2) 还有两种方法看左、右心房肥大: a. 看Ⅱ导联,右心房肥大,P波尖而高耸,过去叫"肺性P波"见图4-3;左心房肥大,P波变宽,≥3小格,顶部出现双峰(或者叫切迹),过去称"二尖瓣型P波",见图4-4。b. 测P/P-R比值,即计算P波在P-R间期中所占的时限。P/P-R比值=P波时限÷(P-R间期—P波时限)。一般来说右心房肥大,P波横向时限缩短纵向振幅升高,左房肥大时P波横向时限增宽。但使用起来不太方便。P/P-R比值:右心房肥大<1.0;左心房肥大>1.6(正常为1.0~1.6)。

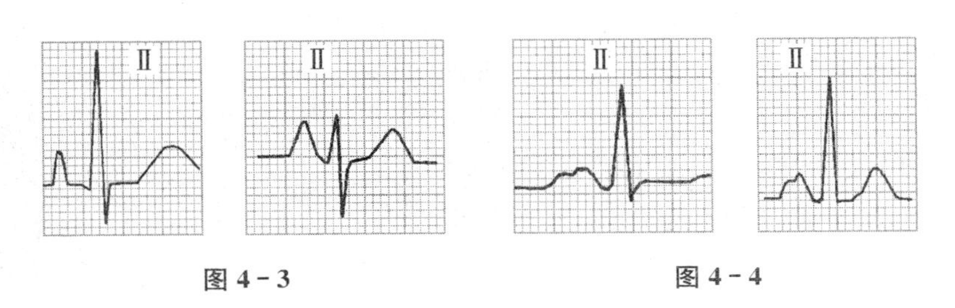

图4-3　　图4-4

3. 心房扑动(房扑)

要点　P波消失,代之以规整的锯齿状扑动波,称大F

波，频率为250～300次/分，在V_1、Ⅱ及aVF导联比较清楚。见图4－5。

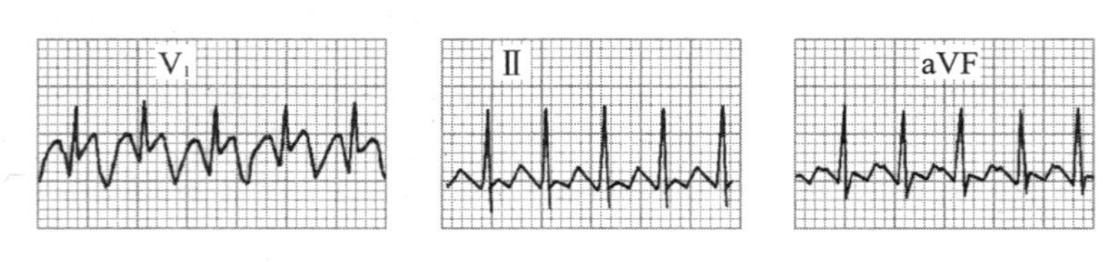

图4－5

注解　心房扑动一般是(2～4)∶1传导，即出现2～4个扑动波后出现1个QRS波（F波间无等电位线）。如果怀疑是心房扑动，可将心电图颠倒过来看，这样就比较清楚了，见图4－6。

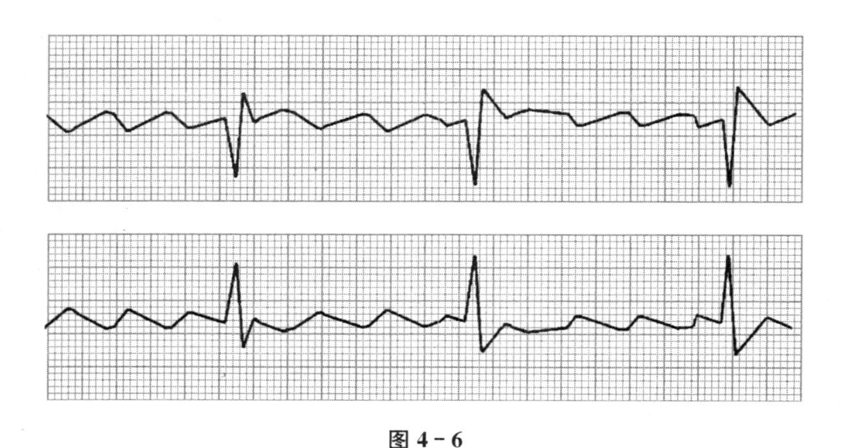

图4－6

4. 心房颤动

要点　P波消失无基线，代之以不规整的细小颤动波（称为小 f 波)，频率 350～600 次/分。QRS 波间距绝对不等，在 V_1 和Ⅱ导联比较清楚。见图 4－7。

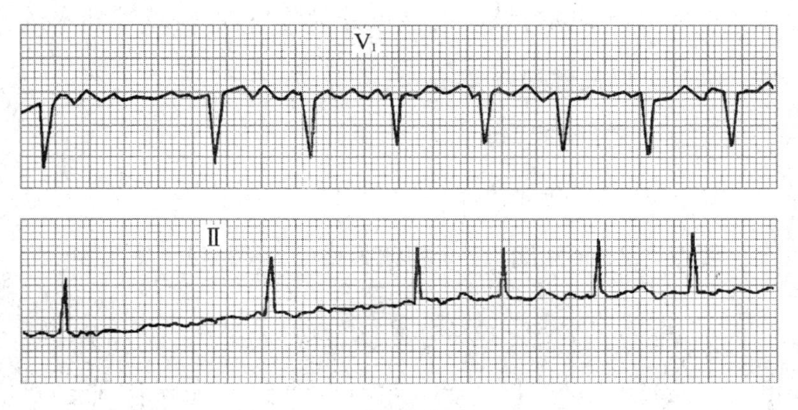

图 4－7

注解

1）扑动和颤动是严重的心律失常，使心脏不能有效的泵血以至于丧失排血功能。扑动是由一个异位起搏点发出的激动引起的；颤动是由多个异位起搏点发出的激动引起的，比扑动频率更快。二者的区别就象是向湖水中投一个石子和投一把石子那样。心脏不可能在这样的速率下完成正常的收缩和舒张活动。发生在心房的叫房扑或房颤，发生在心室的叫室扑或室颤。

2）房颤时心房不规则颤动，易形成附壁血栓。

3）房颤分类：按心室率分为快速型和缓慢型，前者心室率＞100 次/分，后者心室率＜100 次/分；按 f 波振幅分为粗颤和细颤，高于1小格为粗颤，低于1小格为细颤；按持续时间分为急性及慢性，初次发作的且在24～48小时内为急性房颤。慢性房颤根据持续状况又可分为阵发性、持续性和永久性。临床上以慢性房颤多见。

（二）P－R间期异常

1. 一度房室传导阻滞

要点　P－R间期＞1个粗线大格（5个小格）。见图4－8。

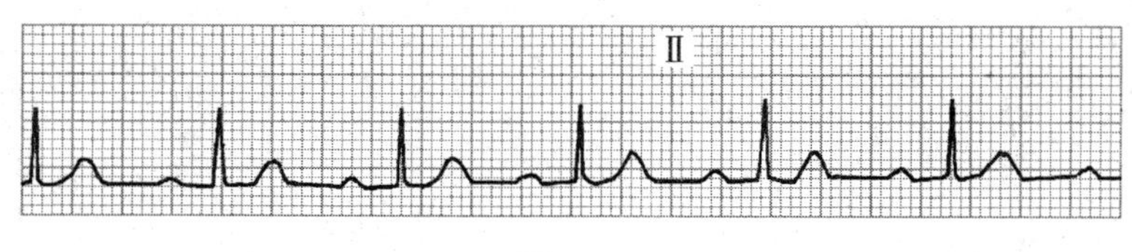

图4－8

注解

1）P－R间期，代表心房开始收缩到心室开始收缩的时间，在心电图上看，是从P波起点到QRS波起点的时间，正常时限在3～5个小格之间。见图4－9。

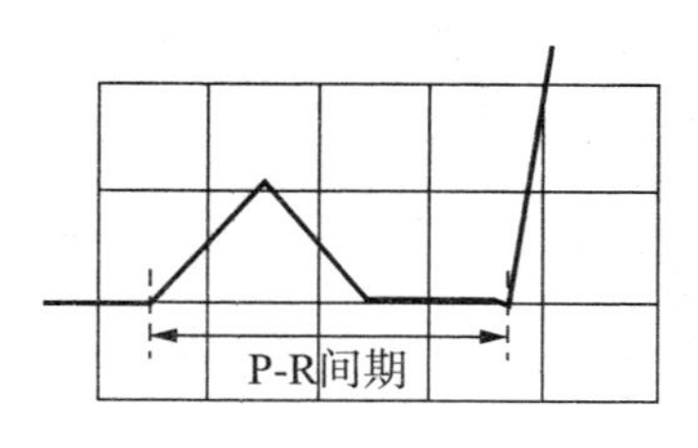

图4－9

2）心房收缩后，心室要稍晚一点收缩，待心房泵过来的血液注满心室后，才开始收缩。若这个等待的时间过长＞1个粗线大格，那么每个心动周期就会延长，虽无需治疗，但心脏泵血的效率就相对下降了一些。我们把心房、心室的泵血过程比做运动会的接力比赛，第一棒——心房，将血液接力棒交到第二棒——心室手中，如果心室迟疑了一下才跑，将会影响了整个接力队的速度。

（三）Q波异常

1. 病理性Q波

要点　病理性Q波有两个标准，具备其中之一即可诊断。a. Q波宽度≥1小格；b. Q波深度达所在QRS波群振幅绝对值的1/3。见图4－10。

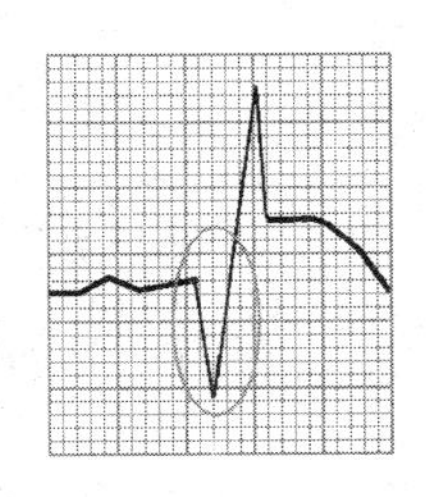

图4－10

注解

1）在心动周期中，P－R间期后出现的是Q波，可以出现在任何导联。其中在Ⅰ、Ⅱ、aVR、V_5、V_6导联较明显，但均属于无意义Q波。只有达到上述标准之一，才是病理性Q波。

2）出现病理性Q波，表示可能发生了心梗或发生过心梗。另外，病毒性心肌炎、扩张性或肥厚性心肌病也会出现病理性Q波。

2. 预激综合征

要点 P－R间期<3小格，Q波消失，QRS波的起始部位圆滑粗钝，与R波依一定弧度相连形成预激波（delta波）。见图4－11。

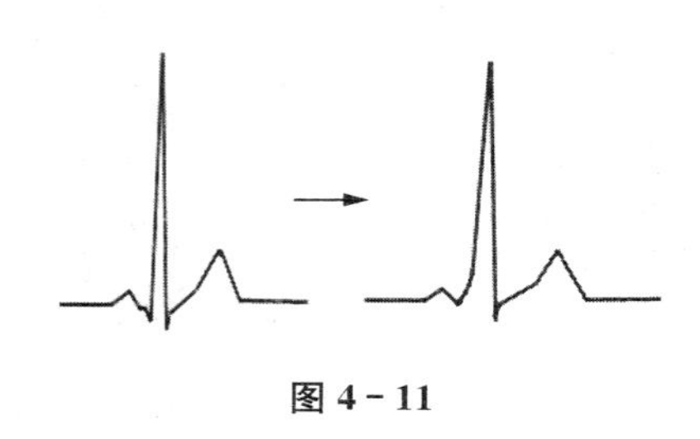

图4－11

1）预激波一般写作“δ”或“Δ”波，预激综合征本身不引起症状，但可引发心动过速。

2）正常情况下在心房心室之间有一完整较厚的纤维环，此环无激动传导功能。窦房结的冲动只能通过房室结传导。若胚胎时期纤维环发育未能完全闭合，留有残存的房室肌束，那么在心房、心室之间就存在了一条不由房室结控制的通路，在上、下级之间就有了一个传“小道”消息的人，如此往复，容易激化矛盾，导致心动过速。

3）预激综合征，依据胸导联主波方向，分为A、B、C三型，主要用于定位诊断。

A 型——胸导联所有 QRS 主波均向上。见图 4－12。

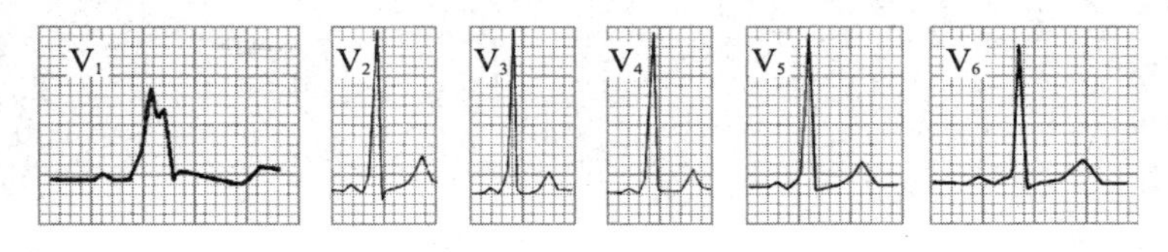

图 4－12

B 型——V_1、V_2 导联 QRS 主波向下，V_5、V_6 导联主波向上，见图 4－13。

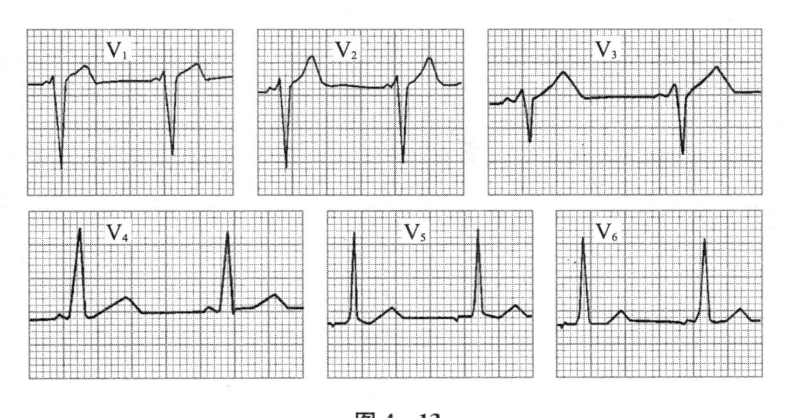

图 4－13

C 型——V_1、V_2 导联 QRS 主波向上，V_5、V_6 导联 QRS 主波向下或出现深 Q 波(此型极少见)。见图 4－14。

(四) QRS 波异常

1. 右束支传导阻滞

要点　V_1 和 V_2 导联，R 波分叉，呈“M”型，见图 4－15。

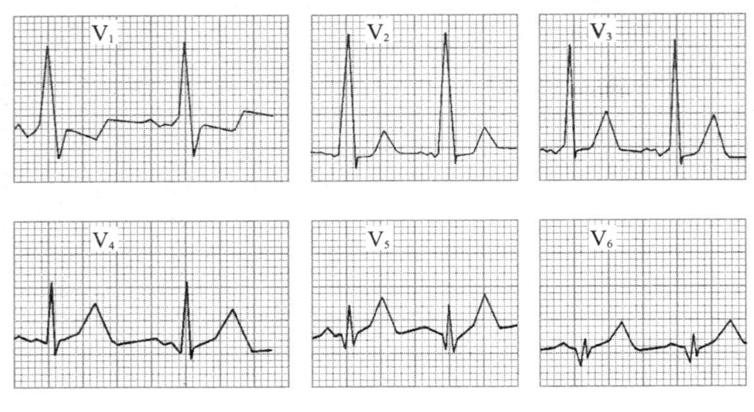

图 4－14

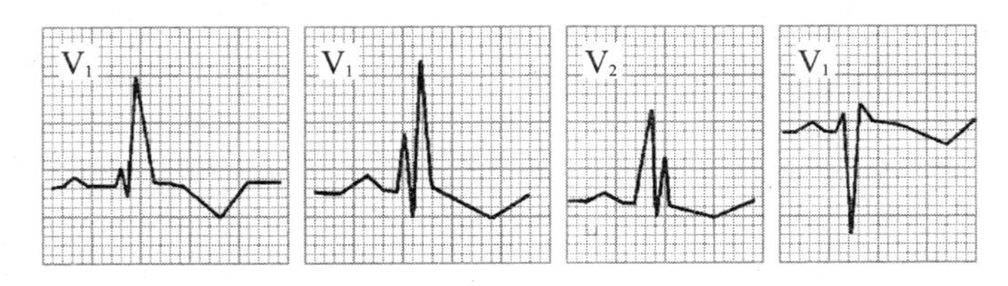

图 4－15

注解

1）心脏起搏点——窦房结发出的激动，经房室结后沿左、右束支分别传导至左、右心室。若其中一侧束支传导发生延迟或阻断，则称为(左或右)束支传导阻滞。当一侧发生束支传导阻滞时，激动沿正常侧束支传导引起同侧心室收缩后再通过心肌传导至阻滞侧心室引起收缩。由于心肌传导速度比束支传导慢 2～4 倍左右心室收缩不同步，这样就形成了一前一后两个 QRS 波的叠加，叠加后的波形形成双峰或切迹，叫做R－R′波，看上去R波分叉了。

2）右束支传导阻滞图形中R波分叉往往还同时伴有S－T段或T波改变。

3）V_1、V_2 导联正极对应的是右心室，所以，右束支传导阻滞主要看 V_1、V_2 导联。

4）右束支细而长，由单侧冠状动脉供血，易于受损。右束支传导阻滞多见于器质性心脏病患者，也可见于正常人，临床上右束支传导阻滞较左束支传导阻滞多见。

2. 左束支传导阻滞

要点 V_5 和 V_6 导联，R波分叉或顶部粗钝。见图4－16。

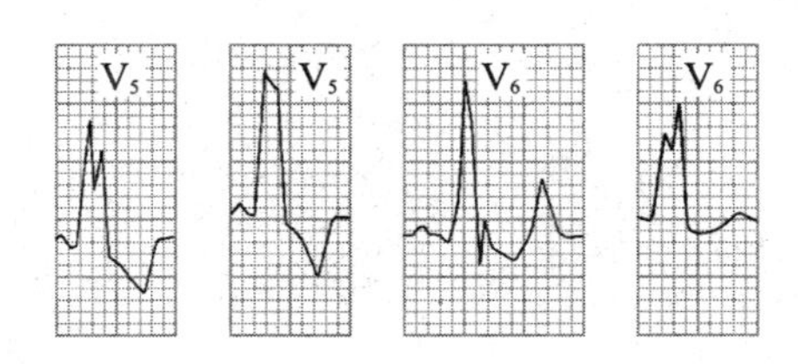

图4－16

注解

1）V_5、V_6 导联正极对应的是左心室，所以左束支传导阻滞看 V_5、V_6 导联。同右束支传导阻滞一样，R波分叉时往往伴有S－T段和T波改变。

2）左束支粗而短，由双侧冠状动脉供血，不易发生阻滞。

若发生阻滞，多为心脏器质性疾病，并影响到左心室排血。

3）左束支传导阻滞时，心肌梗塞的病理性 Q 波可被先收缩的右室所掩盖，不易出现，应予以注意。

4）一般来说右束支传导阻滞的 R 波分叉多发生在 R 波前、中、下部；左束支阻滞的 R 波分叉或粗钝多出现在 R 波上、顶、后部。

3. 完全性和不完全性（左/右）束支传导阻滞的区别

要点 完全性——肢体导联 QRS 时限≥3 小格；
不完全性——肢体导联 QRS 时限＜3 小格。

图 4－17 为不完全性右束支传导阻滞。图 4－18 为完全性左束支传导阻滞。

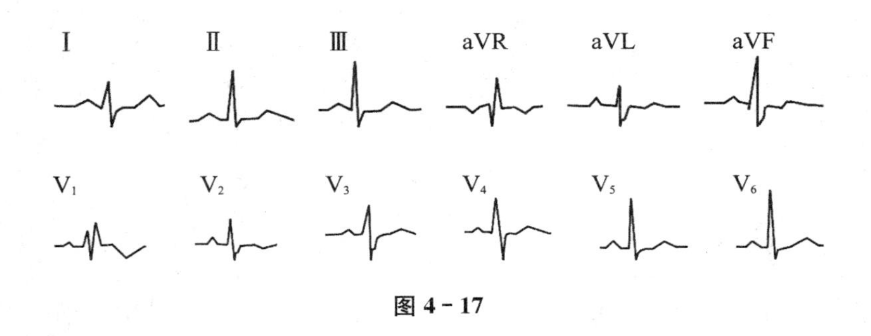

图 4－17

注解

1）当束支传导阻滞使传导时间延迟＞1 小格时，称为完全性传导阻滞，表现为 QRS 波群时限≥3 小格；不完全性传

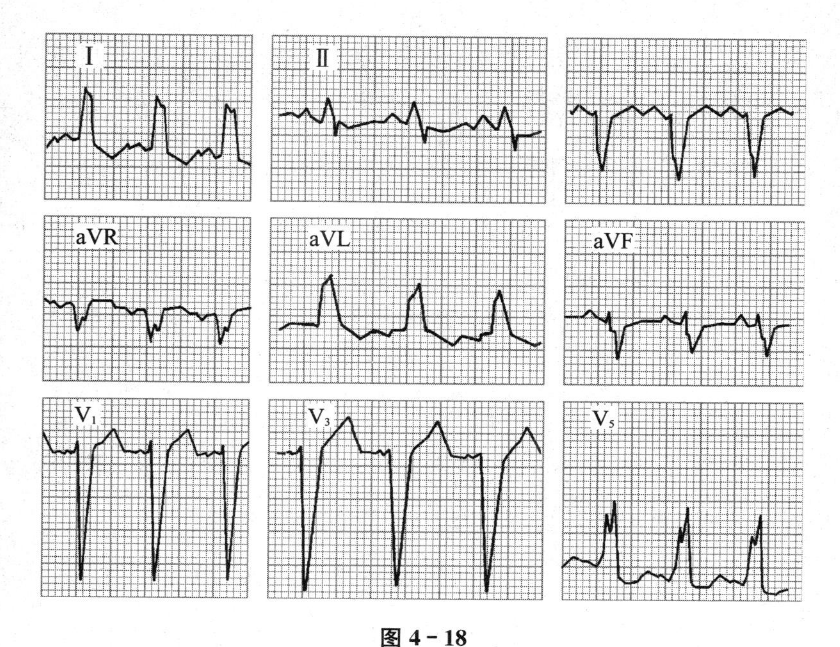

图 4－18

导阻滞，表现为 QRS 波群时限<3 小格。

2）由于心电描记所用心电图机类型的不同，为准确起见，QRS 波时限以肢体导联（Ⅰ、Ⅱ、Ⅲ、aVR、aVL、aVF）的 QRS 时限为准。

（五）S－T 段

1. 心肌损伤

要点 S－T 段上抬≥1 小格或下移>半小格。

注解

1）S－T 段的观察是从 J 点后 1 小格开始，（J 点为 QRS

波与S－T段的结合点）对比P波前、后的基线水平，来判断S－T段是抬高还是降低，见前面图1－2。

2）心肌的缺血损伤，主要体现在心脏收缩后的舒张过程中，表现为S－T段上抬、下移或T波（方向/振幅）改变。一般来说，心外膜心肌损伤，S－T段上抬；心内膜下心肌损伤，S－T段下移。

3）S－T段在正常心电图中，上抬（除V_1、V_2、V_3导联外）均<1小格，下移（除Ⅲ导联外）均<半小格。超过以上限度均为异常，不能排除心肌损伤的可能。

4）当心电图S－T段及T波改变可疑者或有临床症状，如心前区疼痛的患者，应在20分钟后，重新进行心电描记。若S－T段及T波异常较显著，应先按急性心梗超急性期对待，严密观察或处理。心梗的超急性期，又叫超急性损伤期。在急性心梗发生数分钟后，首先出现短暂的心内膜下心肌缺血，但尚未出现异常Q波，此期若治疗及时有效，有可能避免发展为心梗，或使已发生心梗的范围趋于缩小。若再次心电描记S－T段及T波变化不显著，再按心绞痛或变异性心绞痛处理。

2. S－T段抬高性心梗

要点　S－T段呈弓背向上性抬高。见本章44条，心梗急性期、近期、陈旧期的典型表现。

注解

1）目前临床上一般视S－T段抬高性心梗等同于有Q波性心梗，以便尽早实施干预，因病理性Q波的形成是心肌坏死的标志。只有在S－T段发生改变，而病理性Q波尚未形成前及时进行治疗，才能争取更多的心肌存活。

2）能引起S－T段抬高的还可见于有急性心包炎。其特点是S－T段呈弓背向下性抬高。

3）早期复极综合征，也有S－T段弓背向下的抬高，其鉴别见本章87条，早期复极综合征。

3. 非S－T段抬高性心梗

要点　S－T段水平样或斜下样下降。见本章54条，心内膜下心梗。

注解

1）非S－T段抬高性心梗，心肌坏死仅累及心内膜下，不到心室壁的一半，尚未波及心室壁全层，又叫心内膜下心梗、非透壁心梗、非Q波性心梗，较少见。与之对应的是S－T段抬高性心梗，又叫心外膜心梗、透壁性心梗、有Q波性心梗，心肌坏死波及心室壁全层。

2）非S－T段抬高性心梗，主要是S－T段下移，可有T

波高大，无病理性 Q 波。也可发展至全层——透壁性心梗，S-T 段转为抬高。

3）可引起 S-T 段下降的还有洋地黄作用，其 S-T 段下降呈“鱼钩样”。

4）假性 S-T 段下移是生理性改变，其也有 S-T 段降低，具体辨认方法：将 PR 段延伸和 S-T 段及 T 波升支相连形成圆滑的抛物线，抛物线可延续下去，不至中断，为生理性的假性 S-T 段下移；若抛物线中断，PR 延长线与 S-T 段落差＞半小格以上，则为心肌缺血的病理性改变。见图 4-19、图 4-20。

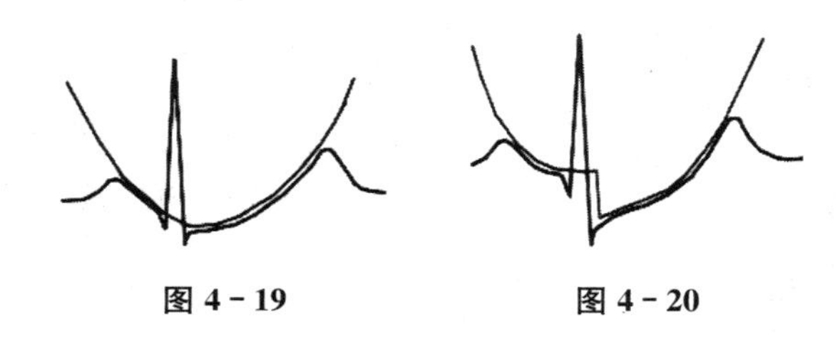

图 4-19　　**图 4-20**

（六）T 波异常

1. 冠状 T 波

要点　T 波倒置，两肢对称。见图 4-21。

注解

1）心肌缺血主要表现在舒张期。冠状 T 波即冠状动脉供血不足而出现的 T 波。

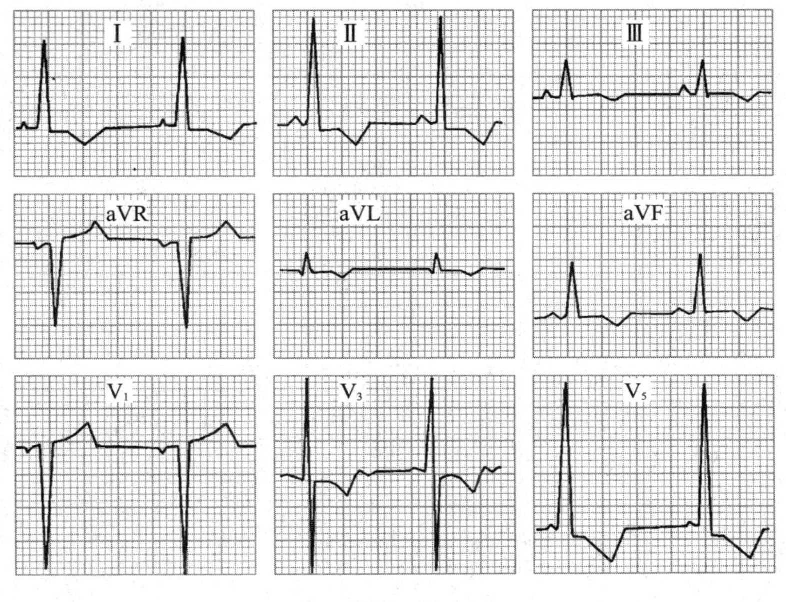

图 4－21

2）在心电 12 个导联中，T 波确定直立的导联有 5 个，分别是Ⅰ、Ⅱ、V_4、V_5、V_6 导联（前头 2 个，后头 3 个，易于记忆）。其他导联的 T 波可直立、倒置、平坦或双向。所以观察冠状 T 波从这 5 个导联中去找。

2. T 波平坦

要点 T 波与基线重叠，不易辨认。见图 4－22。

注解

1）T 波平坦为慢性冠状动脉供血不足的表现。

2）T 波低平也是心肌缺血的心电征象，表现为 T 波高度

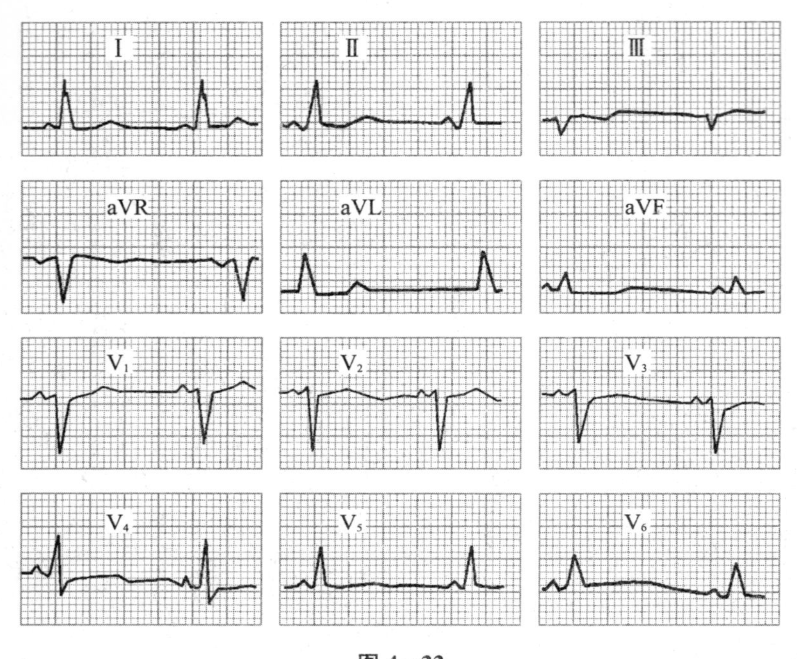

图 4－22

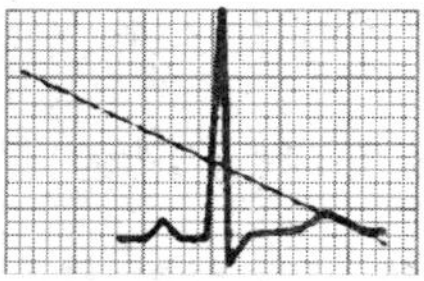

(振幅)＜同导联主波(R 波)的 1/10 或 T 波降支延长线交于同导联主波(R 波)之中。见图 4－23。

图 4－23

3. 心内膜下心肌缺血

要点　T 波宽大、直立。

注解

(1) T 波高大的标准

1) 标准导联：Ⅰ、Ⅱ、Ⅲ之 T 波振幅＞7 小格(1 小格＝

0.1 mV)

2）加压肢体导联：aVR、aVL、aVF 之 T 波振幅>5 小格

3）胸导联：T 波振幅>20 小格

(2) 缺血

1）心外膜心肌缺血，T 波倒置

2）心内膜下心肌缺血，T 波高大

二、组合波形异常

(一) 早搏与逸搏

1. 房性期前收缩(房早)

要点 提前出现的 QRS 波(QRS 波形态正常)前有 P 波，但这个提前出现的 P 波与原有 P 波形态不同。见图 4-24。

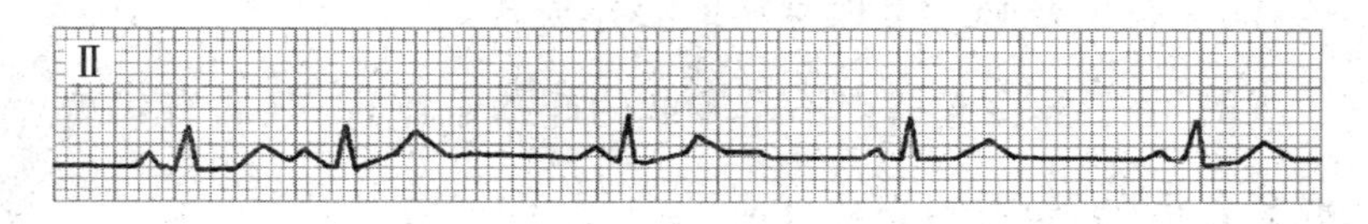

图 4-24

注解

1）如前所述，心脏有两种细胞。一种是工作细胞，负责心脏的收缩和舒张；另一种是特殊细胞，负责发出收缩的冲动

并传导。特殊细胞这种发出收缩激动的能力，称为自律性，心脏的特殊细胞，又称为自律细胞。

2）在心脏的传导系统中，自律性以窦房结最高 60～100 次/分，其次是心房、房室结，心室内的自律细胞叫做浦肯耶纤维，其自律性最低。所以，在窦房结以下的传导通路上的所有自律细胞，都具有发出异位冲动的能力，都是潜在的异位起搏点。

3）由于窦房结自律性最高，激动兴奋发出快，使传导路上的其他自律细胞来不及发出自己的激动，只能被动地传导窦房结的激动。窦房结为正常起搏点，其激动的节律称为窦性心律，即正常心律。

4）在某种情况下，窦房结以外的潜在起搏点也可以发出异位激动，引起心脏提前出现一次收缩，称为期前收缩或早搏，期前收缩是临床上最常见的心律失常。

5）由于异位起搏点不是专业的起搏细胞，一旦遇有病理或紧急情况，易发生心动过速。

6）房性早搏是心房内的异位起搏点发出的提前激动下传至心室引起心室收缩。有时 P 波后没有 QRS 波，心室没有收缩，这类房早称为未下传的房性早搏。见图 4－25。

7）房早可发生于心脏病患者，也可出现于正常人。但频

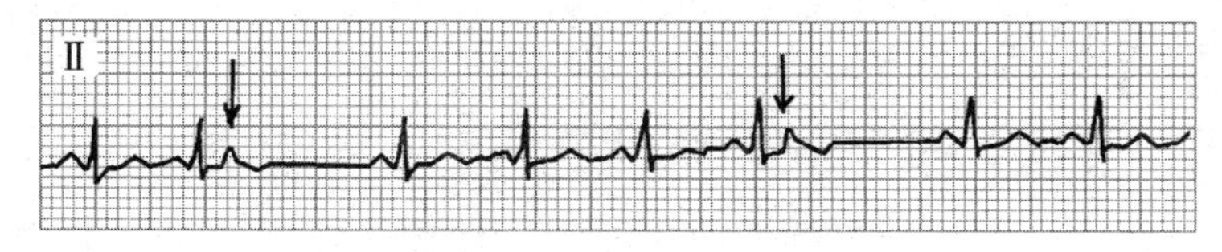

图 4－25

发房早可引起房性心动过速、房扑、房颤。

2. 交界性期前收缩(结早)

要点　提前出现的 QRS 波，前可无 P 波或有逆行性 P 波。见图 4－26、图 4－27、图 4－28。

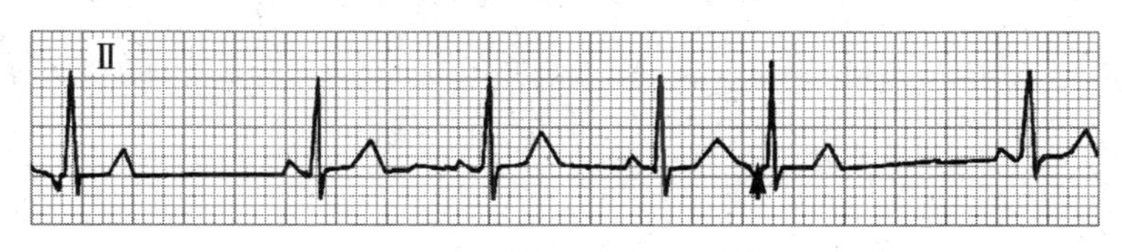

图 4－26

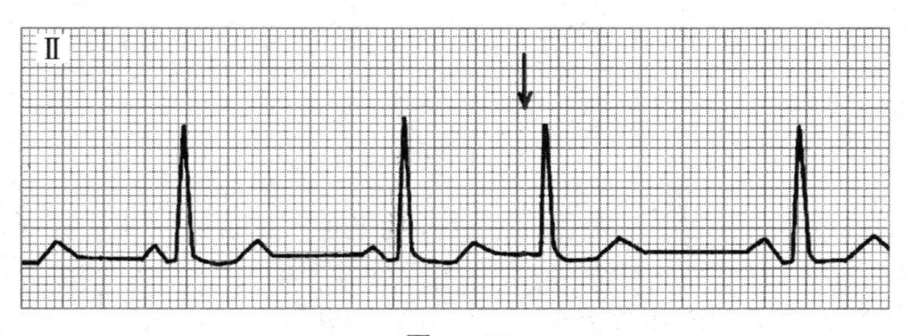

图 4－27

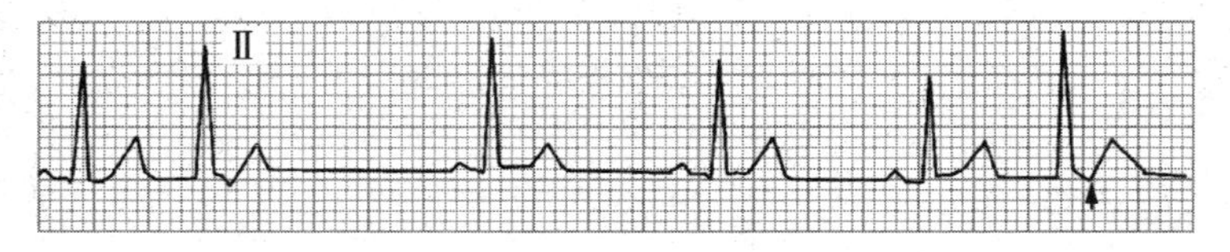

图 4－28

注解

1）房室交界区内的异位起搏点，提前发出的激动引起心室的收缩，称为交界性期前收缩，又叫结性早搏。其在心电图上的特点是出现逆行性 P 波。

2）逆行性 P 波是与窦性 P 波方向相反的 P′波。表现为 P′波在Ⅱ、aVF 导联倒置，在 aVR 导联直立。

3）逆行性 P 波可发生在 QRS 波前、中、后。逆行性 P 波出现在 QRS 波前，见图 4－26；出现 QRS 波中的 P 波被掩盖，心电表现为无 P 波，见图 4－27；出现在 QRS 波后的逆行性 P 波，见图 4－28。

3. 室性期前收缩（室早）

要点　提前出现的宽大畸形的 QRS 波，前无 P 波。见图 4－29。

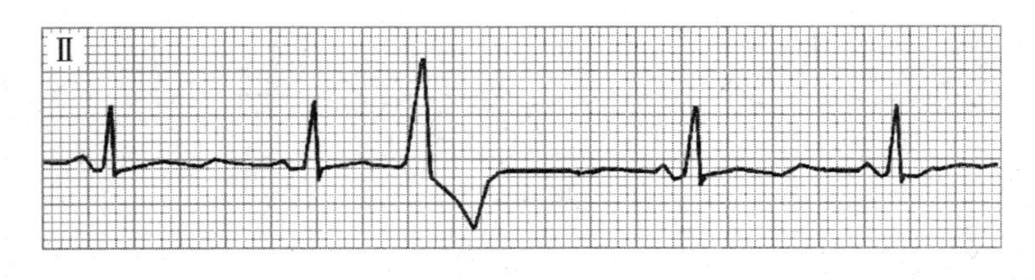

图 4－29

注解

1）心室中的异位起搏点提前发出的激动，引起心室收缩,称为室性期前收缩,又叫室性早搏。

2）室性早搏是最常见的期前收缩。动态心电图连续观察 24 小时,有 50%的正常人曾出现室早。正常人和心脏病患者均可出现。早搏以室早多见,房早次之,结早少见。

4. 代偿间歇

要点

（1）完全性代偿间歇　早搏前后两个窦性 P 波间距之和等于正常 2 个心动周期。

（2）不完全性代偿间歇　早搏前后两个窦性 P 波间距之和小于正常 2 个心动周期。

不完全代偿间歇见前面图 4 - 24。完全代偿间歇见图 4 - 26、图 4 - 27、图 4 - 28。

注解

1）完全代偿间歇、不完全代偿间歇与心动周期的关系见图 4 - 30。

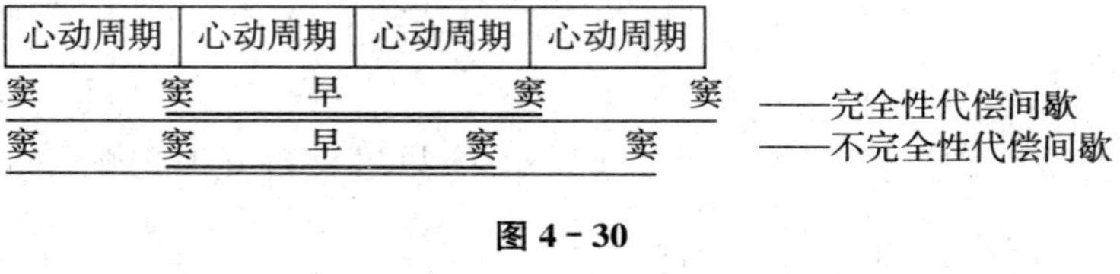

心动周期	心动周期	心动周期	心动周期

窦　窦　早　窦　窦　——完全性代偿间歇

窦　窦　早　窦　窦　——不完全性代偿间歇

图 4 - 30

2）交界性早搏和室性早搏，由于交界区和心室距窦房结较远，其异位激动并未影响窦房结激动的节律。就像中午吃饭提前了，而晚餐时间未变一样，早餐和晚餐两餐间距时间未变，如此称为完全性代偿间歇。

3）房性早搏，由于异位起搏点与窦房结同在心房内，其异位激动常易逆传侵入窦房结，引起节律重整。就像中午吃饭时间提前了，晚餐时间也提前了一样，早餐与晚餐两餐的间距时间缩短了。如此称为不完全性代偿间歇。

5. 偶发与频发早搏

要点

1）偶发早搏　早搏<5～6 次/分；一般不用治疗。

2）频发早搏　早搏>5～6 次/分。

注解　偶发早搏多为功能性的，频发早搏可能为器质性疾病。

6. 早搏二联律、三联律

要点

1）二联律　窦性心搏与早搏交替规律出现。见图 4－31。

2）三联律　2 个窦性心搏与 1 个早搏交替规律出现。

见图 4－32。

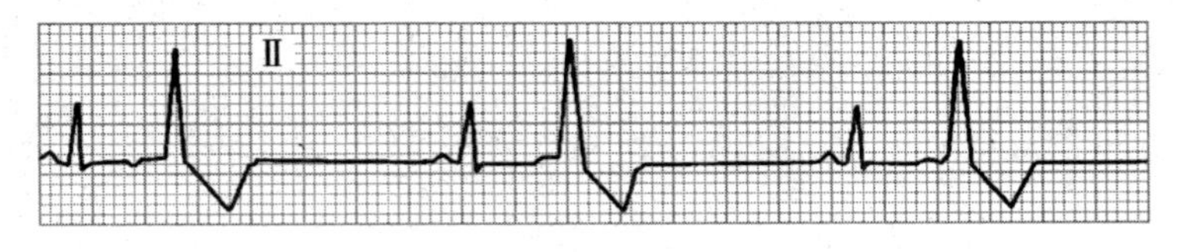

图 4－31

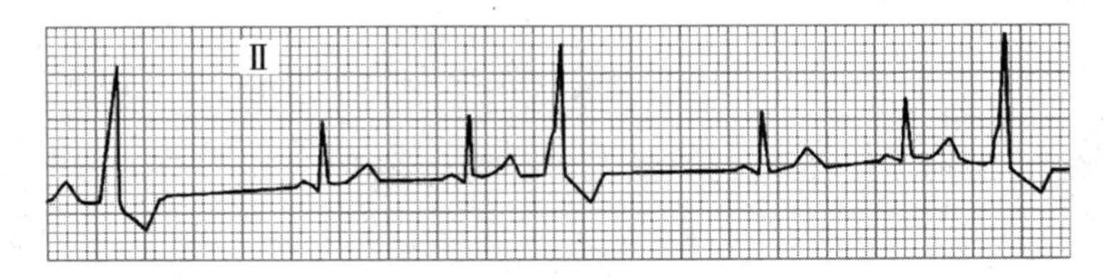

图 4－32

注解

1）二联律是指每个正常搏动后出现一个异常搏动；三联律是每两个正常搏动后现一个异常搏动，依此类推。图 4－31 为室早二联律，图 4－32 为室早三联律。

2）在一次正常搏动后出现连续二个早搏为连发性早搏，也是三联律。图 4－33 为成对室早连发三联律。

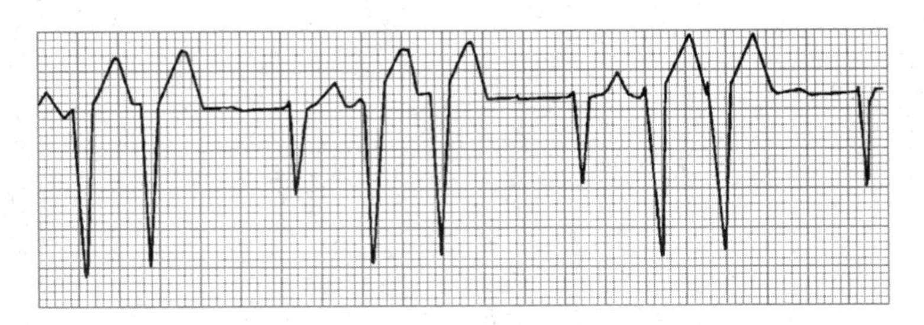

图 4－33

7. 逸搏和逸搏心律

要点

(1) 逸搏　在1个较长的窦性心搏间歇后，出现的异位搏动(1～2个)。

(2) 逸搏心律　在1个较长的窦性心搏间歇后出现的连续3个及以上的异位搏动。

注解

1) 交界性逸搏及逸搏心律见图4－34、图4－35。

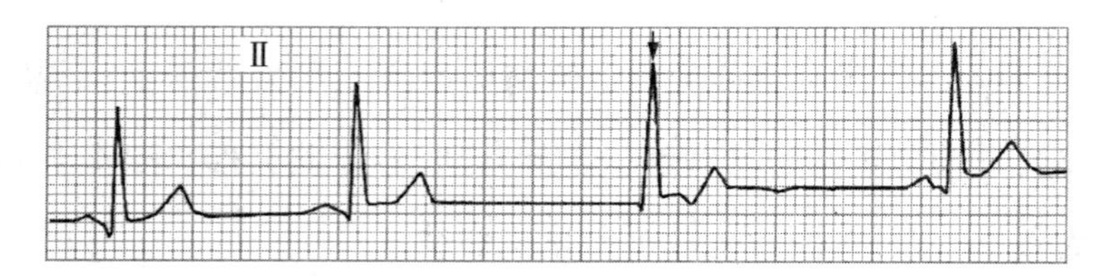

图4－34

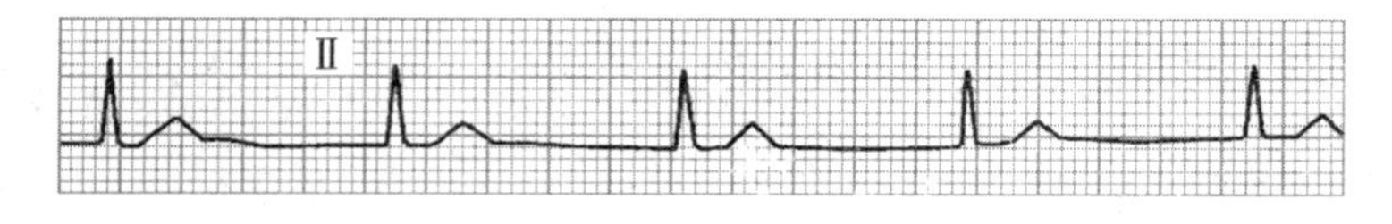

图4－35

2) 室性逸搏及逸搏心律见图4－36、图4－37。

3) 房性逸搏见图4－38。

4) 逸搏以房室交界逸搏多见，室性逸搏次之，房性逸搏少见。

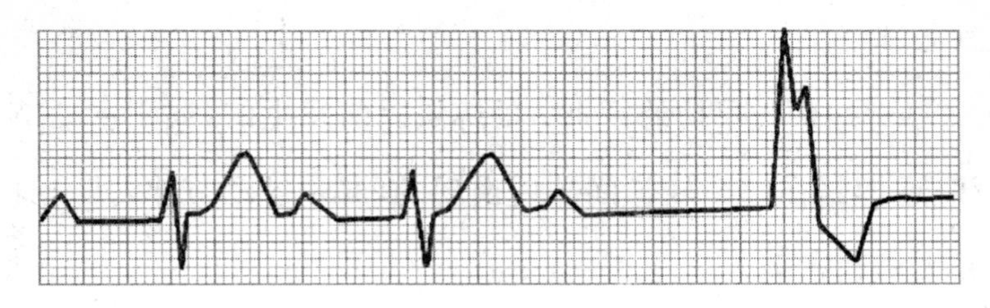

图 4－36

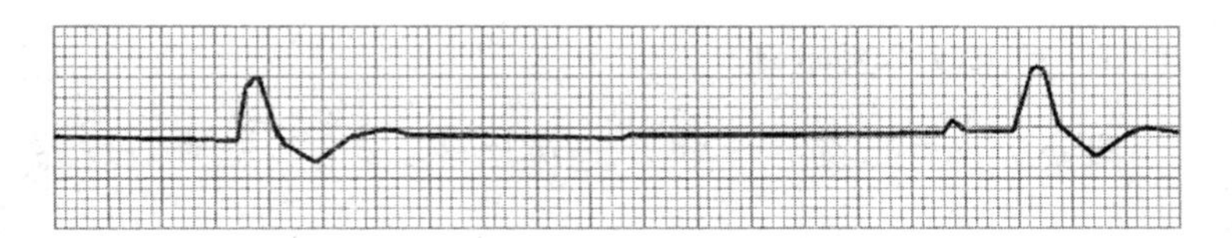

图 4－37

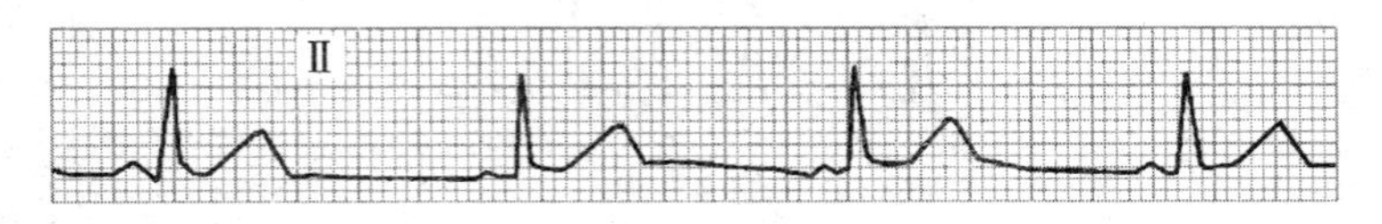

图 4－38

5）频率：室性逸搏频率为 20～40 次/分；交界性逸搏为 40～60 次/分；房性逸搏为 50～60 次/分。

6）当正常起搏点窦房结因故未能发出激动或激动下传受阻时，作为一种保护机制，其他潜在的异位起搏点接着发出激动，使心脏的跳动得以继续。就像运动会上一支正在进行的受检阅队伍，喊口令的人嗓子一下哑了，喊不出来了，交界区立即接着喊口令（它离的最近），发出逸搏或逸搏心律。窦房结休息了一下，嗓子又好了，又接着正常喊口令了，恢复窦性心律了。

7）逸搏与早搏的区别：早搏是提前发生的，属于主动节律；逸搏是在一个较长间歇后出现的，属于被动节律，其本身并无病理意义。

（二）心律失常

1. 室上性心动过速

要点 房性或交界性早搏，连续出现≥3 个。见图 4－39。

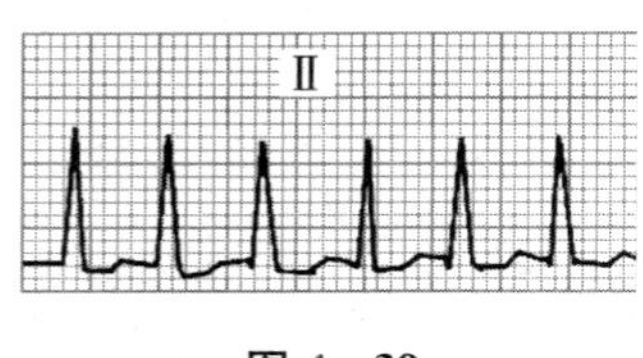

图 4－39

注解 心动过速按异位起搏点的不同，可分为房性、交界性和室性心动过速。其中房性和交界性心动过速由于 P 波不易辨认，临床表现及处理基本相同，故统称为室上性心动过速。

2. 室性心动过速

要点 室性早搏、连续出现≥3 次。见图 4－40。

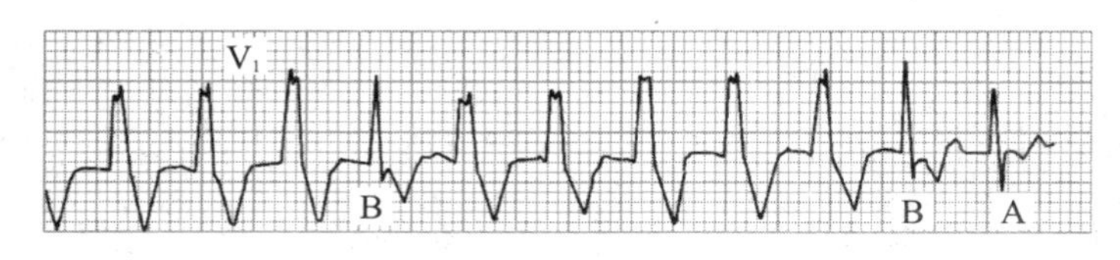

图 4－40

注解

室性心动过速由于要与心室扑动相区别，故应寻找心室夺获和室性融合波，这两个波形在非阵发性室性心动过速中多出现，在阵发性室性心动过速中不好寻找。

（1）心室夺获　在室性心动过速的异常波形中，出现了一个正常的窦性心搏。

（2）室性融合波　在室性心动过速的异常波形中，出现了一个既不是异常也不是正常的波型（介于二者之间）。在图4－40中，A为心室夺获、B为室性融合波。

3．阵发性与非阵发性心动过速

要点

1）阵发性心动过速——突发、突止。

2）非阵发性心动过速——渐起、渐止（心律逐渐变化）。

注解

（1）非阵发性心动过速　又称为加速的房性（或交界性或室性）自主心律。其较逸律心律快，较阵发性心动过速慢，接近于窦性心律。（看起来在正常心率范围内，不像心动过速），易出现各种融合波或夺获心搏。

（2）阵发性和非阵发性心动过速的频率

1）阵发性室上性心动过速：160～250次/分。

2）阵发性室性心动过速：140～200 次/分。

3）非阵发性室上性心动过速：70～130 次/分。

4）非阵发性室性心动过速：60～100 次/分。

图 4－41 为非阵发性房性心动过速。

图 4－42 为非阵发性交界性心动过速。

图 4－43 为非阵发性室性心动过速（图中 A 为室性融合波）。

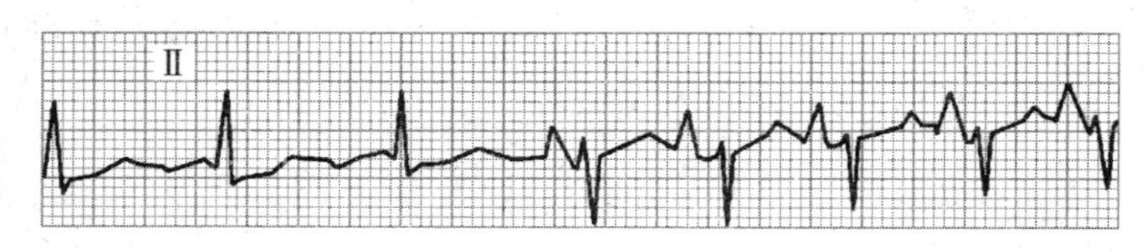

图 4－41

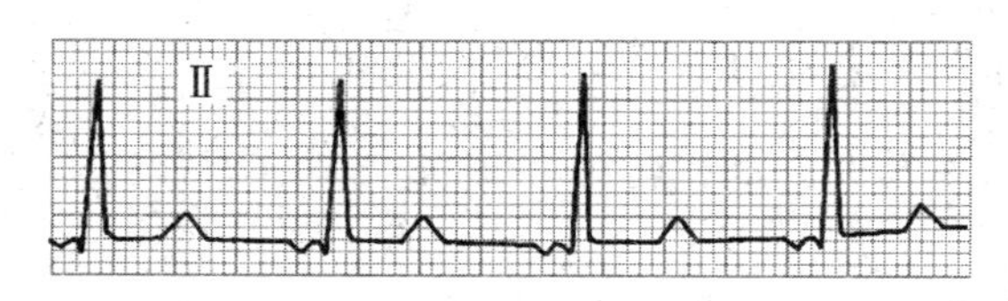

图 4－42

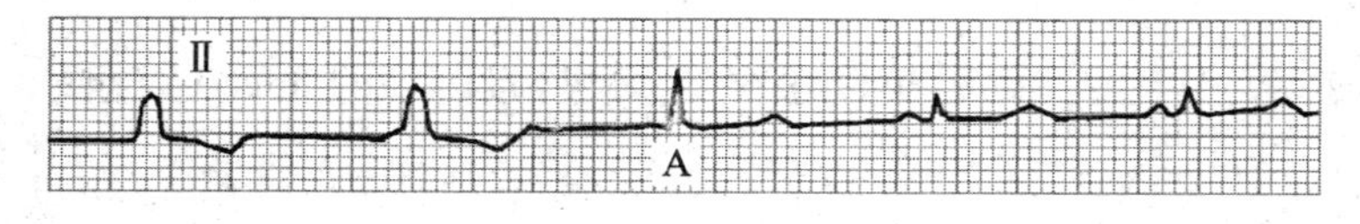

图 4－43

4. 心室扑动

要点　正常心电波形消失，代之以连续快速而相对规整的大正弦波，频率为 150～300 次/分，大多为 200 次/分。见图 4-44。

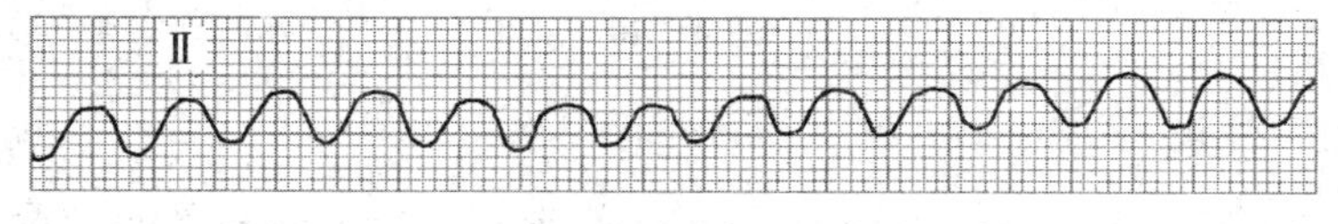

图 4-44

注解

1）心室扑动是严重的心律失常，其存在时间很短，常不能持久，不是很快恢复正常，就是转变为室颤导致死亡。心室扑动时，心室不能在这样的速率下充盈，因而无有效的血液输出，冠状动脉缺血，又导致更多的异位起搏点发出激动，心肌抽动、颤动，失去排血功能。室扑和室颤都是致死性心律失常。

2）图 4-45 为室扑转为室颤心电图。

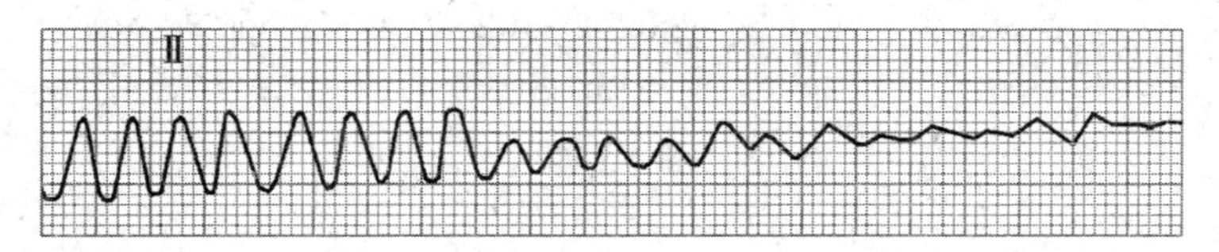

图 4-45

5. 心室颤动

要点 正常心电波形完全消失，代之以不规则低小颤动波形，沿基线摆动。频率为 200～500 次/分。见图 4-46。

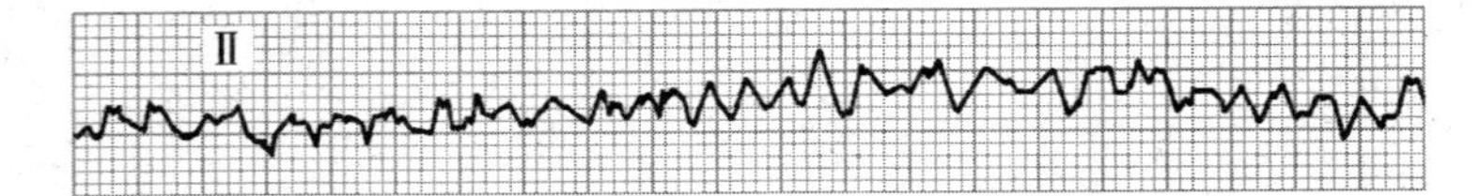

图 4－46

注解

1）心室颤动是心脏停搏前的短暂征象，是严重的致死性心律失常，由于心室内出现多个异位起搏点，以致完全失去排血功能。室颤分为粗波和细波型，颤动波振幅＞5 小格的为粗波型；颤动波振幅≤5 小格的为细波型（10 小格＝1 mV）。还可分为快速型和慢速型：频率＞100 次/分——快速型；频率＜100 次/分——慢速型。两种分型均以前者除颤的成功率比较高。

2）心室颤动由粗颤转为细颤，见图 4－47。

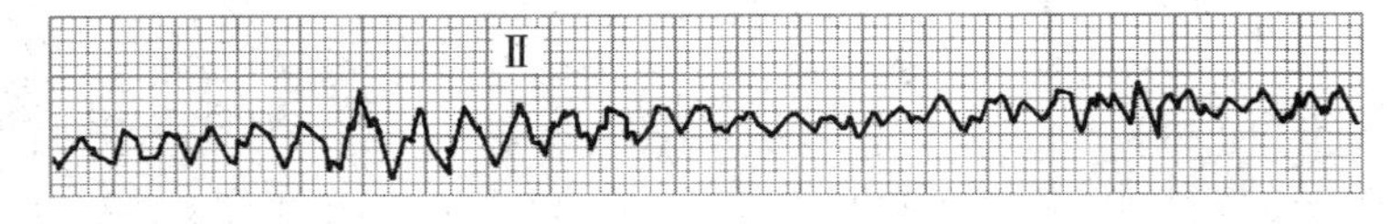

图 4－47

6. 垂死心律——临终前心电图

要点　室颤→室性自搏。见图 4－48。

注解　在心室停搏前的一段时间，几乎均可见室性自搏（又叫室性自身心律）出现，其波形改变越来越显著，电压（振

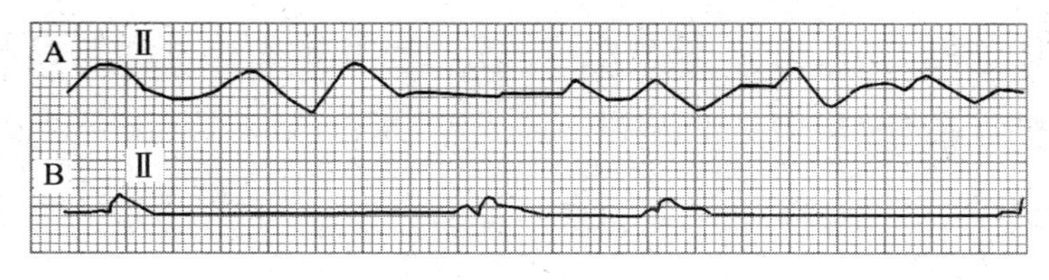

图 4-48

幅)及频率越来越低、越慢,直至发展为全心停搏。这种室性自搏在临床死亡(呼吸心跳停止)后,一段时间甚至 45 分钟内,都可记录到。电—机械收缩分离,可能与某一块心肌电活动未完全停止有关,无临床意义。见图 4-48。

(三) 房室传导阻滞

1. 二度Ⅰ型房室传导阻滞

要点 P-R 间期逐渐延长,直到 P 波后丢了一个 QRS 波,周而复始。见图 4-49。

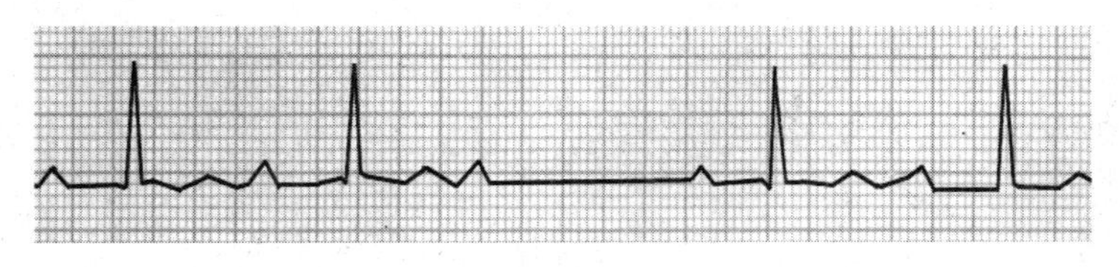

图 4-49

注解

1) 在一个接一个的心动周中,P-R 间期逐渐延长,最后只有 P 波而无 QRS 波,心室停止收缩了一个心动周期。就像一个小孩在家中做作业没做完,就想出去玩,家长不让,小孩就一点点向门口挪，挪到门口一开门就跑出去玩了。二度Ⅰ型房室传导阻滞又叫莫氏Ⅰ型或文氏现象。

2）房室传导阻滞是窦房结发出的激动，在经过房室结的过程中出了问题，使激动传导延迟，部分或全部传不下来，使心室收缩每分钟次数有所减少，心排血量有不同程度的降低。是临床上常见的传导阻滞，分为一、二、三度。一、二度是不完全性的阻滞；三度是完全性的房室传导阻滞，房室结的传导彻底中断。另外还可分为暂时性、间歇性和永久性。

3）一度房室传导阻滞仅有传导延迟，而无传导中断。一旦传导有所中断，出现漏搏，则称之为二度房室传导阻滞。二度房室传导阻滞，又可分为Ⅰ型和Ⅱ型或莫氏Ⅰ型、莫氏Ⅱ型。

2. 二度Ⅱ型房室传导阻滞

要点 P－R间期固定不变，隔几个心动周期就丢了一个QRS波，周而复始。见图4－50。

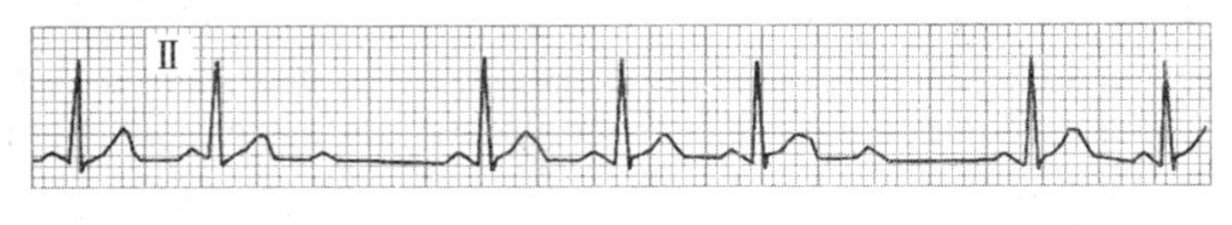

图4－50

注解

1）二度Ⅱ型房室传导阻滞与二度Ⅰ型房室传导阻滞的

区别：二度Ⅱ型的P－R间期固定（可正常或都延长），其他相同。还用小学生在家做作业的例子，这个小孩比较倔，做几页作业就出去玩一会儿，回来再作几页作业，又出去玩一会儿。

2）房室传导阻滞的程度，通常以P波与其下传形成的QRS波的比例来表示。图4－49和4－50均为4∶3传导，即4个P波，传下来3个形成3个QRS波。

3）高度房室传导阻滞是指连续出现2个及以上QRS波脱漏者，即连续丢2个及以上的QRS波。如3∶1传导。3个P波后只有一个QRS波，见图4－51。

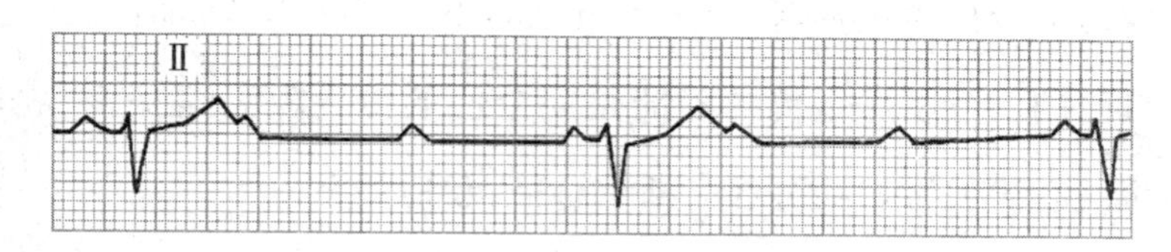

图4－51

4）临床上二度Ⅱ型房室传导阻滞少见，多属于器质性损害，易发展为三度房室传导阻滞，预后较差。二度Ⅰ房室传导阻滞较常见，多为功能性的，预后较好。

3. 三度房室传导阻滞

要点　房室分离，心房心室（P波和QRS波）均按自己的间距跳动。见图4－52。

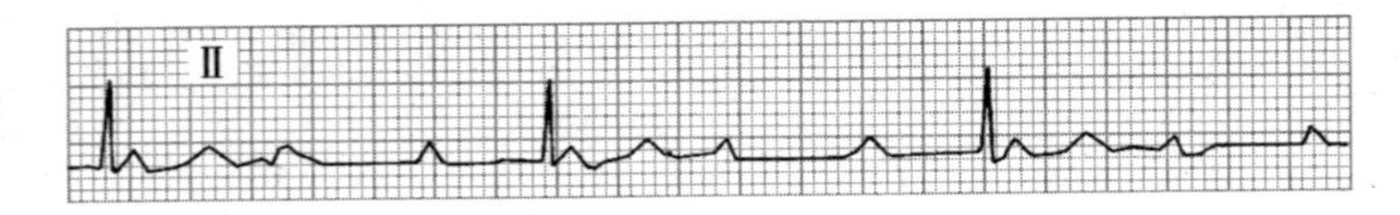

图 4－52

注解

1）房室分离，表现为 P 波和 QRS 波无任何固定关系。P 波按自己的速率出现，QRS 波也按自己独立的速率出现，心电图上二者可以重叠，但互不相干。

2）激动传导通路在房室交界区完全阻断，心房、心室的收缩由两个起搏点管理，窦房结控制心房，心室由交界区或心室的异位起搏点控制。房率＞室率，P 波数＞QRS 波数。就像运动会接力比赛，各棒运动员之间不交接接力棒，都自己跑自己的。三度房室传导阻滞是完全性的传导阻滞，是一种危险的心律失常，易并发阿-斯综合征，预后严重。

3）如果偶有 P 波下传到心室者，称为几乎完全性房室传导阻滞。

4. 频率依赖性房室传导阻滞

要点　在心率增快/减慢时出现房室传导阻滞。心率正常时，房室传导正常。见图 4－53。

注解

1）心率正常时传导正常，在心率增快时出现，心率减慢

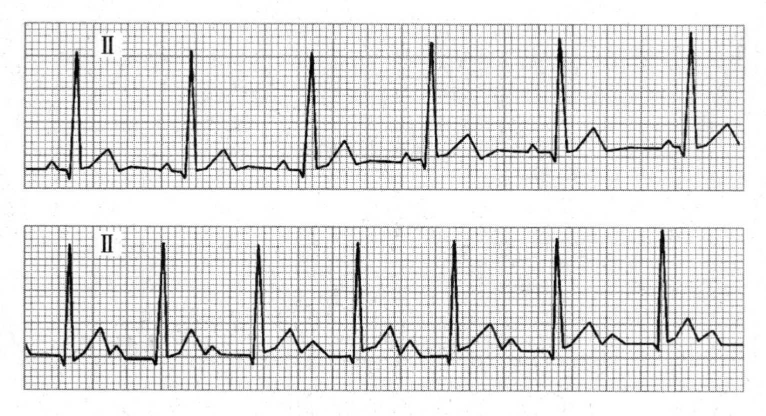

图 4－53

时消失的阻滞称为“3”相型或第 3 位相阵发性房室传导阻滞，多为功能性；在心率减慢时出现，心率增快时消失的阻滞称为“4”相型或第 4 位相阵发性房室传导阻滞，常是引起致命性心律失常的原因之一。

2）频率依赖性房室传导阻滞又叫潜在性房室传导阻滞。可为一度或二度房室传导阻滞。也可伴束支阻滞。图4－53为“3”相型阵发性一度房室传导阻滞。

（四）心室肥大

1．*左心室肥大*

要点　V_1 导联 S 波深度＋V_5 导联 R 波高度之和，男性值＞40 小格；女性值＞35 小格，见图 4－54。

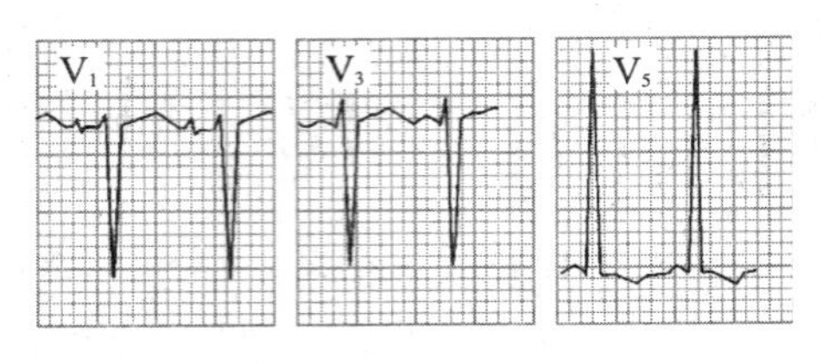

图 4－54

注解

1）左心室肥大的心电表现还包括 V_5、V_6 导联 T 波倒置，类似于冠状 T 波，但倒置 T 波的两肢不对称（冠状 T 波表现为两肢对称）。

2）其他提示有左室肥大可能的包括：a. 心电轴左偏；b. 心脏沿长轴逆钟向转（这些我们在以后的章节中介绍）；c. R_{aVL}＞12 小格（aVL 导联上 R 波振幅＞1.2 mV）；或 R_{aVF}＞20 小格（aVF 导联上 R 波振幅＞2.0 mV）。

3）临床上有时将未达左心室肥大标准，而 V_5 导联 R 波＞25 小格的情况称为左室高电压。

4）关于胸导联的 R 波和 S 波与对应心脏部位的关系：心电导联正极面对的心脏部位—形成 R 波，在等电位线上的正向波；心电导联正极背对的部分（离正极远的部位）—形成 S 波，在等电位线下的负向波。

5）左心室，在右胸位于右心室之后，背对 V_1 导联，形成等电位线下的S波；在左胸，左心室面对 V_5 导正极，形成等电位线上的R波。S_{V_1} 波和 R_{V_5} 波，二者增大到一定程度，即表示左心室肥大。

2. 右心室肥大

要点　V_1 导联大R波（R波＞S波，R/S＞1）。见图4－55、图4－56。

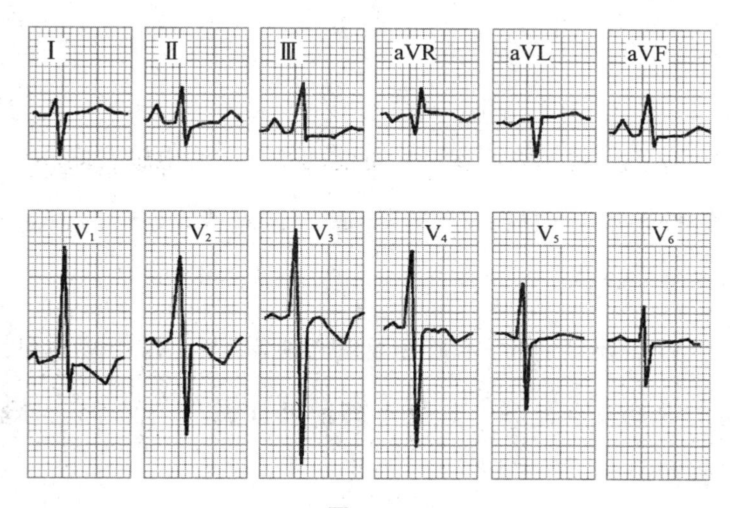

图4－55

注解

1）右心室肥大的心电表现还包括：$V_1 \rightarrow V_6$ 导联R波高度呈逐渐降低趋势（正常情况下胸导联 $V_1 \rightarrow V_6$ 导联R波呈逐渐增高趋势）；V_5、V_6 导联T波直立。

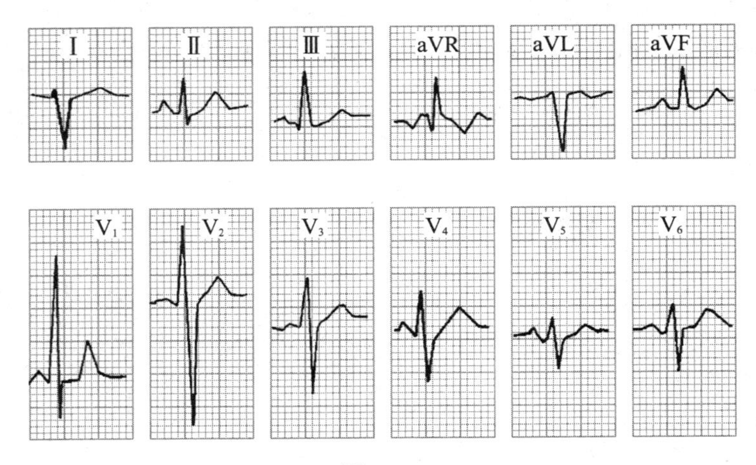

图 4－56

2）其他提示右心室肥大可能的是：a. 心电轴右偏；b. 心脏沿长轴顺钟向转；V_5、V_6 导联 S 波增深，R/S＜1；R_{V_1} ＋ S_{V_5} ＞12 小格。

3）需要鉴别的：心脏正后壁心梗，在 V_1、V_2 导联也可出现大 R 波，伴有 S－T 段下降。可加做 V_7、V_8、V_9 导联来鉴别。

4）例外的两种情况：二尖瓣狭窄及慢性肺心病患者，因右室流出道肥厚引起右室肥大，V_1 导联可无 R 波，同时 V_5、V_6 导联 R/S≤1。

3. 双侧心室肥大

要点　双侧心室肥大可以出现 3 类 8 种心电表现。

注解

1）类似正常或大致正常心电图，两侧电压互相抵消。

2）显示一侧心室肥大表现，另一侧被掩盖（左室壁比右室壁厚，一般多表现为左室肥大）。

3）出现双侧心室肥大表现：

① 心电分别显示出左、右心室肥大表现。

② 左心室肥大＋R_{aVR}＞5 小格（aVR 导联 R 波振幅超过 0.5 mV）。

③ 左心室肥大＋心电轴明显右偏。

④ 左心室肥大＋V_1 导联 R/S＞1，R_{V_1}＞10 小格（1.0 mV）。

⑤ 右心室肥大＋心电轴左偏。

⑥ 右心室肥大＋左室高电压（R_{V_5}＞25 小格）。

（五）电解质紊乱及药物作用

1. 高血钾

要点 P 波低平，QRS 波增宽，T 波高尖。

重者：P 波消失，QRS 波更宽与 T 波难辨或融合成类似正弦波。

见图 4－57（A 列为正常，B→D 列为高血钾演变）。

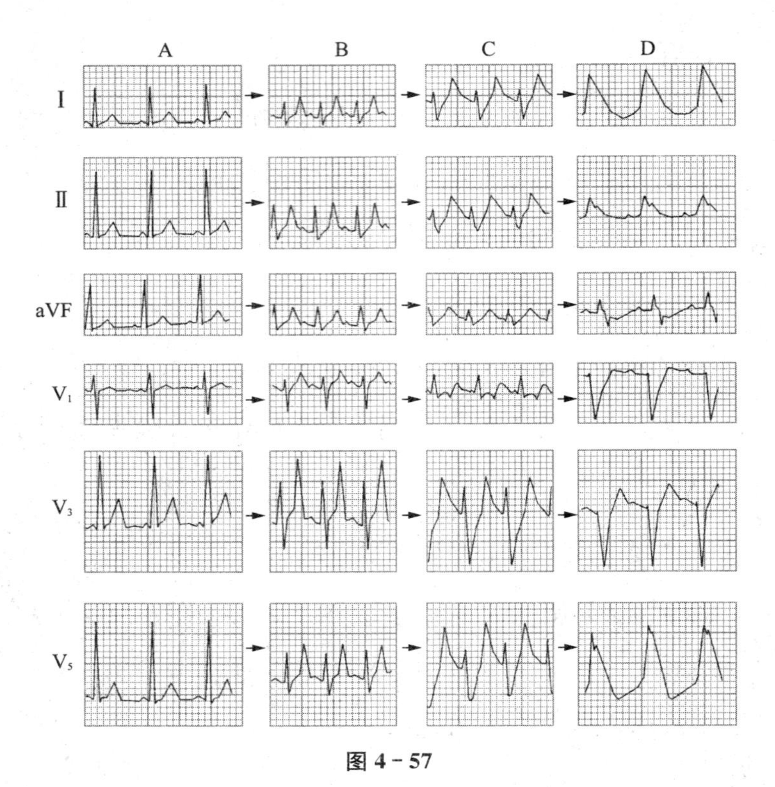

图 4-57

注解

(1) 血钾过高时　心房受抑制，表现为 P 波低平宽（重者 P 波消失）。心室舒张（复极）时间延长，表现为 T 波高尖（重者更高大）。激动传导受抑制，类似于室内阻滞，表现为 QRS 增宽（重者更宽，与 T 波二者难辨或融合成类似正弦波）。也有人说 T 波是钾离子居住的帐篷，血钾过高时 T 波高耸，血钾过低时 T 波低平。高血钾可引起房室传导阻滞及室内阻滞、窦性静止或室速、室扑、室颤甚至心脏停搏。

(2) 心电改变与血钾浓度有关　一般来说,心电检查能直接反映血钾高(低)的程度。

1) 血钾 5.5 mmol/L 时,T 波高耸。

2) 血钾 6.5 mmol/L 时,QRS 波增宽,T 波升高。

3) 血钾 7.0 mmol/L 时,P 波低平宽,QRS>3 小格。

4) 血钾 8.5 mmol/L 时,P 波消失,QRS 波更宽与 T 波连在一起。

5) 血钾≥10.0 mmol/L 时,出现室扑、室颤、心室停搏。

2. 低血钾

要点　T 波低平,U 波增高。

重者 T 波倒置,U 波显著。见图 4-58。

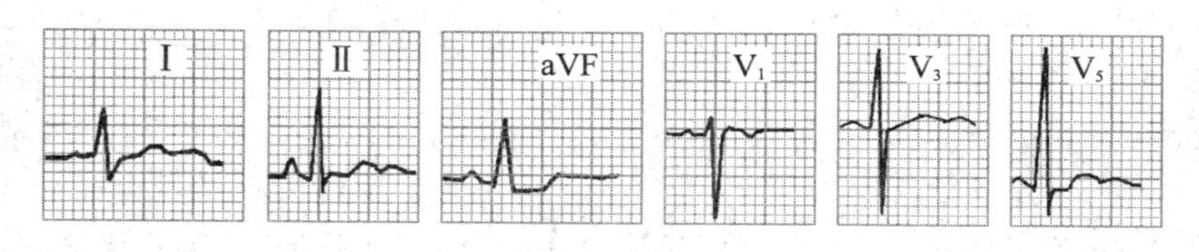

图 4-58

注解

(1) T 波和 U 波　低血钾时,T 波低平,双相或倒置,有时形成拱桥形(顶部圆弧样隆起),U 波增高(U 波>1 小格或 U/T>1,或 T-U 融合、双峰)。

(2) 胸导联　观察U波比较清楚，其中 V_3 导联 U≥1/2 T波，是诊断的依据之一。

(3) 低血钾时心电变化

1) 血钾 3.5 mmol/L 时，T波低平，U波增高。

2) 血钾 3.0 mmol/L 时，U波和T波高度相等。

3) 血钾 2.0 mmol/L 时，T波倒置，(S－T段下降)U波显著增高、增宽，T波和U波融合。

(4) 发生率　临床上低血钾比高血钾常见。

3. 高血钙

要点　QT间期缩短，QT间期<8小格。见图4－59。

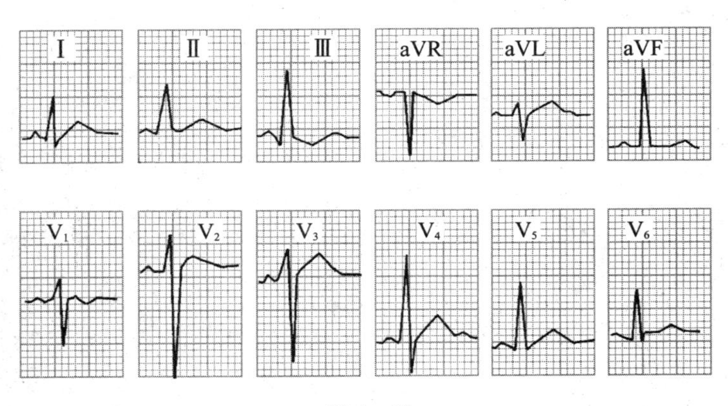

图4－59

注解

1) 血钙升高(2.75 mmol/L)时，会使心室在收缩后过早地舒张，S-T段缩短甚至消失。S-T段是否缩短不好区分，但QT间期在心率正常时为8～11小格(0.32～0.44秒)。血钙过高时，QT间期<8小格。高血钙临床较少见，严重时可出现窦性静止、窦房阻滞、室早、阵发性室速。

2）注意：QT间期是自QRS波起始至T波终点的间距，是心室收缩和舒张一个周期全程所用的时间。QT间期的长短其与心率、年龄、性别有关。心率快时，QT间期缩短；心率慢时，QT间期延长，一般来说，女性比男性略长。

4. 低血钙

要点 QT间期延长>11小格；S-T段延长>4小格。见图4-60。

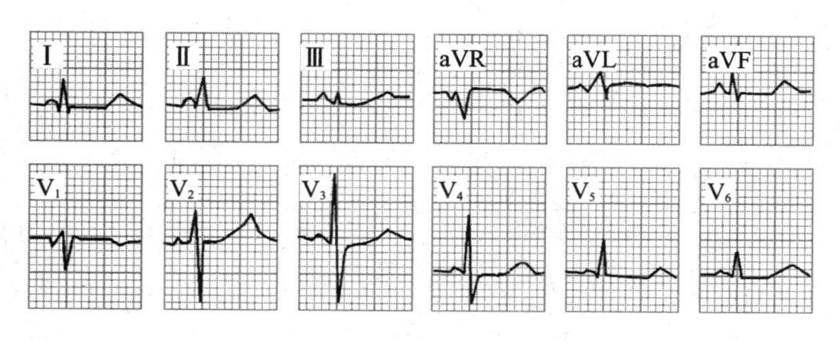

图4-60

注解 血钙过低(≤2.2 mmol/L)时，心室收缩后过缓地开始舒张。低血钙严重者可因心肌收缩力降低，出现低血压、手足抽搐，但很少发生心律失常。

5. 洋地黄作用(效应)

要点 S-T段呈“鱼钩样”下降。见图4-61。

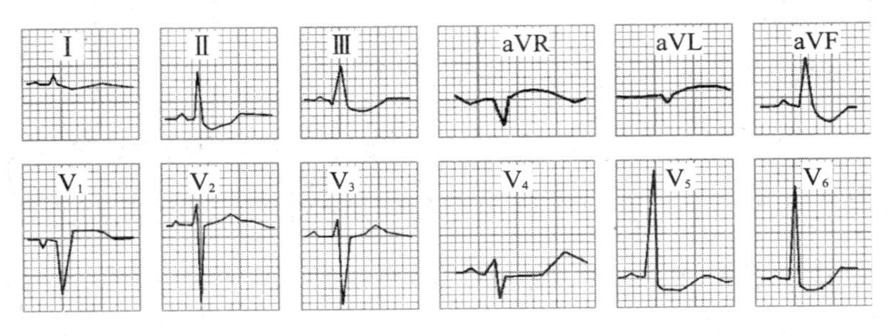

图4-61

注解

1) 观察S-T段的“鱼钩样”改变,应选择R波大,S波小的导联(即以R波为主的导联)。Ⅱ、Ⅲ、aVF、V_5、V_6导联都是R波大、S波小的导联,又是对应左室下侧壁的导联(这样好记)。

2) 不要在V_1、V_2、aVR这些S波大的导联上寻找S-T段的“鱼钩样”改变,洋地黄作用使这些导联S-T段抬高。

3) S-T段的“鱼钩”下降,仅表示使用了洋地黄,而不是洋地黄过量或中毒。在洋地黄中毒时,S-T段“鱼钩样”改变不一定同时存在。

6. 洋地黄中毒的典型表现

要点 洋地黄中毒可表现为各类心律失常:常见—频发室早二联律;特征性—快速房性心律失常伴有传导阻滞。见图

4－62(室早二联律)、图 4－63(房速伴 2∶1 房室传导阻滞)。

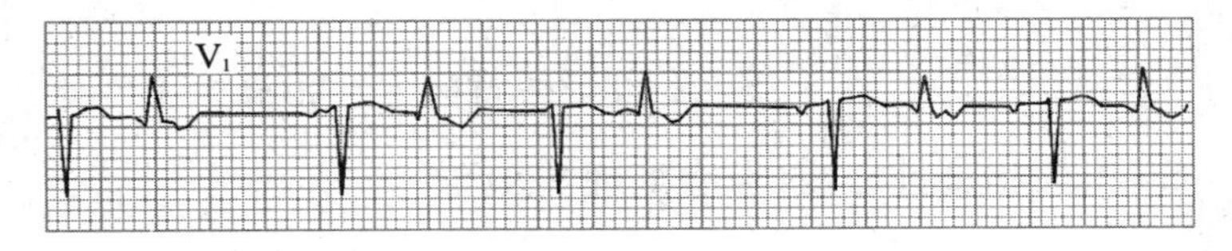

图 4－62

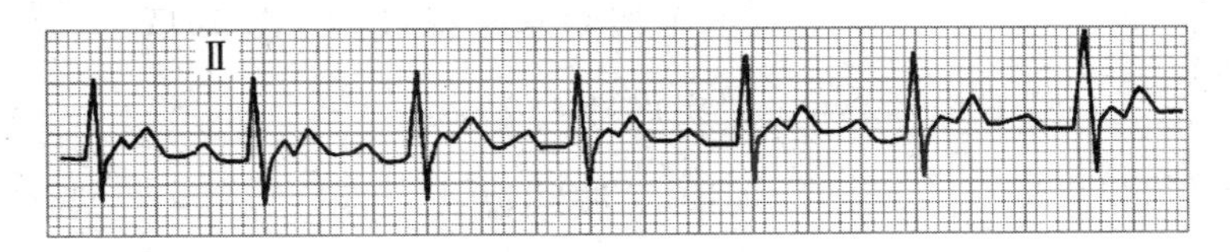

图 4－63

注解

1) 洋地黄中毒最常见的心电改变是频发室性早搏二联律、三联律及多源性室性早搏。特征性变化是房性心动过速伴不同比例的房室传导阻滞。当出现二度或三度房室传导阻滞时，是洋地黄严重中毒的表现，重者可出现室性心动过速(特别是双向性)，甚至室颤(也可出现房扑、房颤)。

2) 洋地黄用药后，一旦发现洋地黄中毒表现，应立即停用洋地黄制剂，严密监护并给予相应处理。

(六) 心肌梗死定位

1. 心梗的判断与定位

要点 观察心梗波形出现在哪些导联组合。

注解

1）心梗波形有两种：

- S－T段抬高性心梗
  - S－T段呈弓背向上性抬高
  - 可有病理性Q波
  - T波倒置或与S－T段形成单向曲线
- S－T段下降性心梗
  - S－T段呈水平样或斜下样降低
  - 无病理性Q波
  - 可有T波倒置

2）心梗的导联组合，见图4－64。

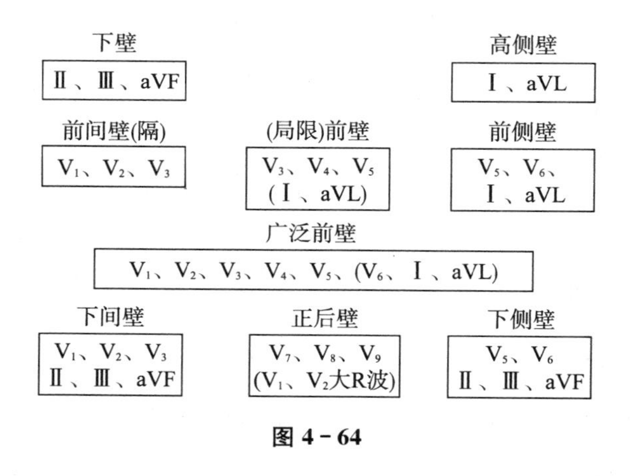

图4－64

3）左室壁形态示意图，见图4－65。

2. 心梗急性期、近期、陈旧期的典型表现

要点

1）急性期：S－T段弓背向上抬高＋病理性Q波＋T波

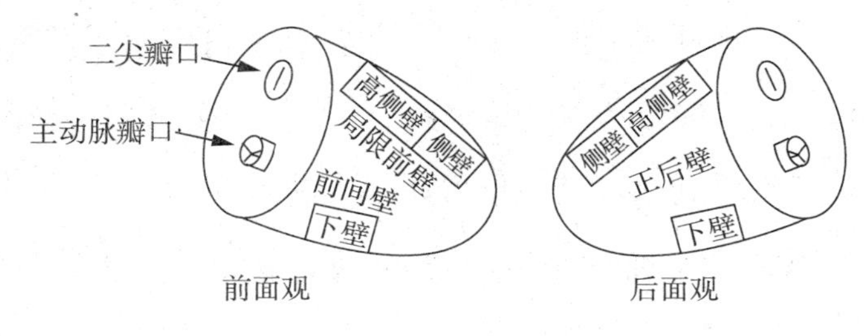

图 4-65

倒置。

2）近期：病理性 Q 波＋T 波倒置。

3）陈旧期：残留病理性 Q 波＋T 波正常/倒置/低平。

典型表现参见图 4-66。

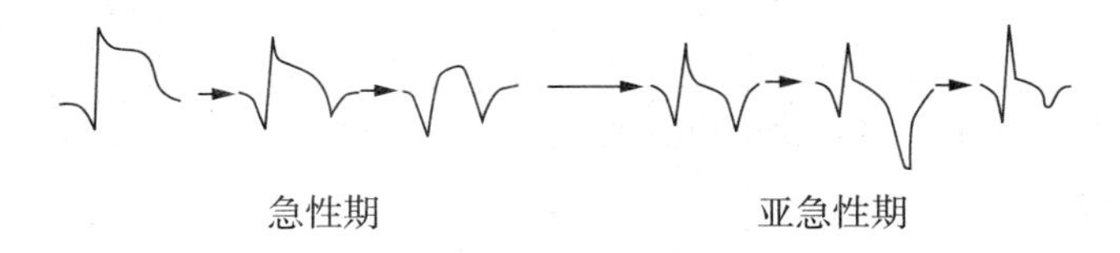

图 4-66

注解

1）一般所说的心梗，泛指 S-T 段抬高性、有 Q 波的透壁心梗、心外膜下心梗。非 S-T 段抬高性心梗或心内膜下心梗比较少见。除另有标明以外，心梗定位均以 S-T 段抬高性心梗为准。

2）心梗急性期，损伤型的 S-T 段抬高，缺血型的 T 波倒置，坏死型的 Q 波也可同时存在。

3）近期（亚急性期）心梗，可见病理性 Q 波，T 波倒置。

4）急性心梗 3～6 个月后，S－T 段和 T 波逐渐恢复正常（或 T 波改变持续存在），残留坏死型的 Q 型，我们称之为陈旧性心梗。陈旧性心梗应结合临床病史来判断。

3. 急性前间壁（隔）心梗

要点　V_1、V_2、V_3 导联出现心梗波形。见图 4－67。

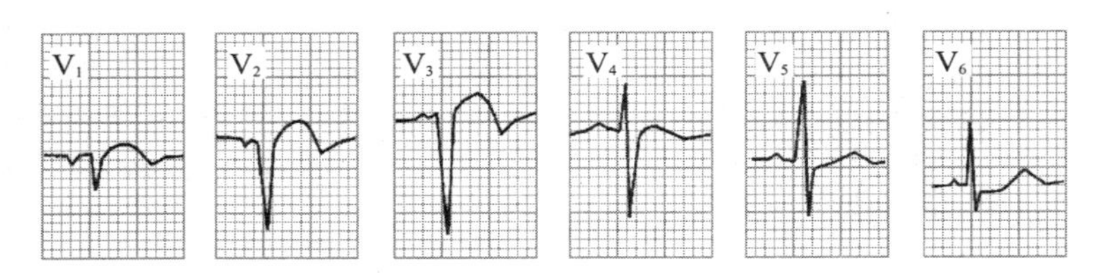

图 4－67

注解　陈旧性前间壁（隔）心梗。见图 4－68。

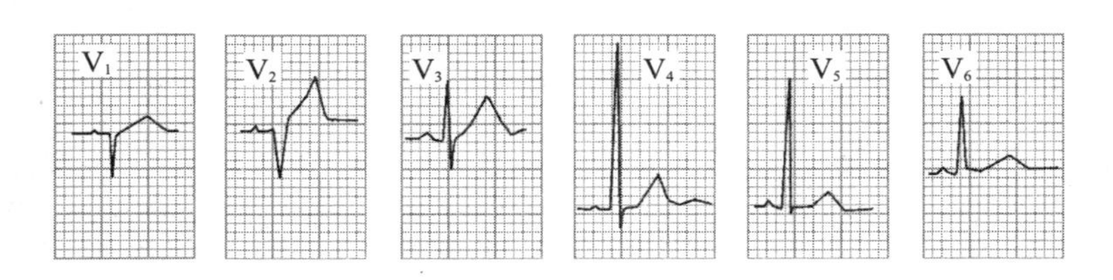

图 4－68

4. 急性（局限）前壁心梗

要点　V_3、V_4、V_5 导联出现心梗波形。见图 4－69。

注解

1）急性（局限）前壁心梗，有时在Ⅰ、aVL 导联也有相应

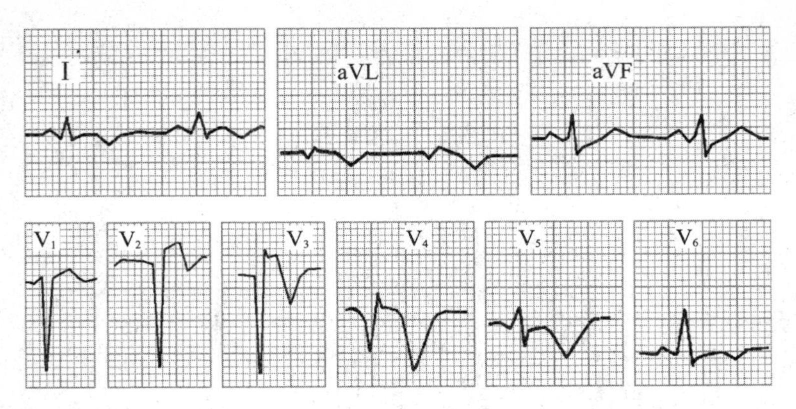

图 4-69

改变。

2）陈旧性(局限)前壁心梗。见图 4-70。

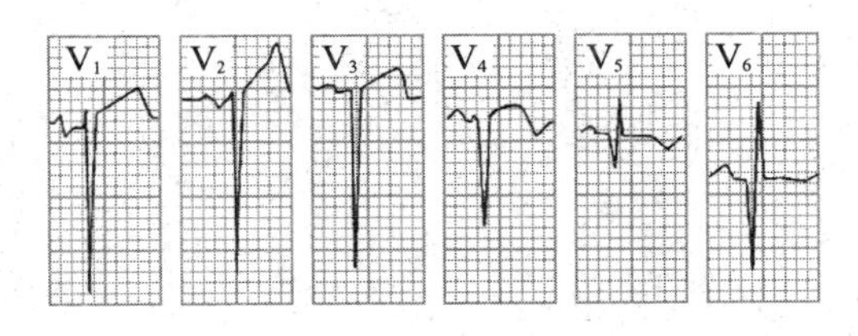

图 4-70

5. 急性前侧壁心梗

要点 V_5、V_6、I、aVL 导联出现心梗波形。见图 4-71(A)。

注解 陈旧性前侧壁心梗。见图 4-71(B)。

6. 急性高侧壁心梗

要点 Ⅰ、aVL 导联出现心梗波形。见图 4-72。

注解 陈旧性高侧壁心梗。见图 4-73。

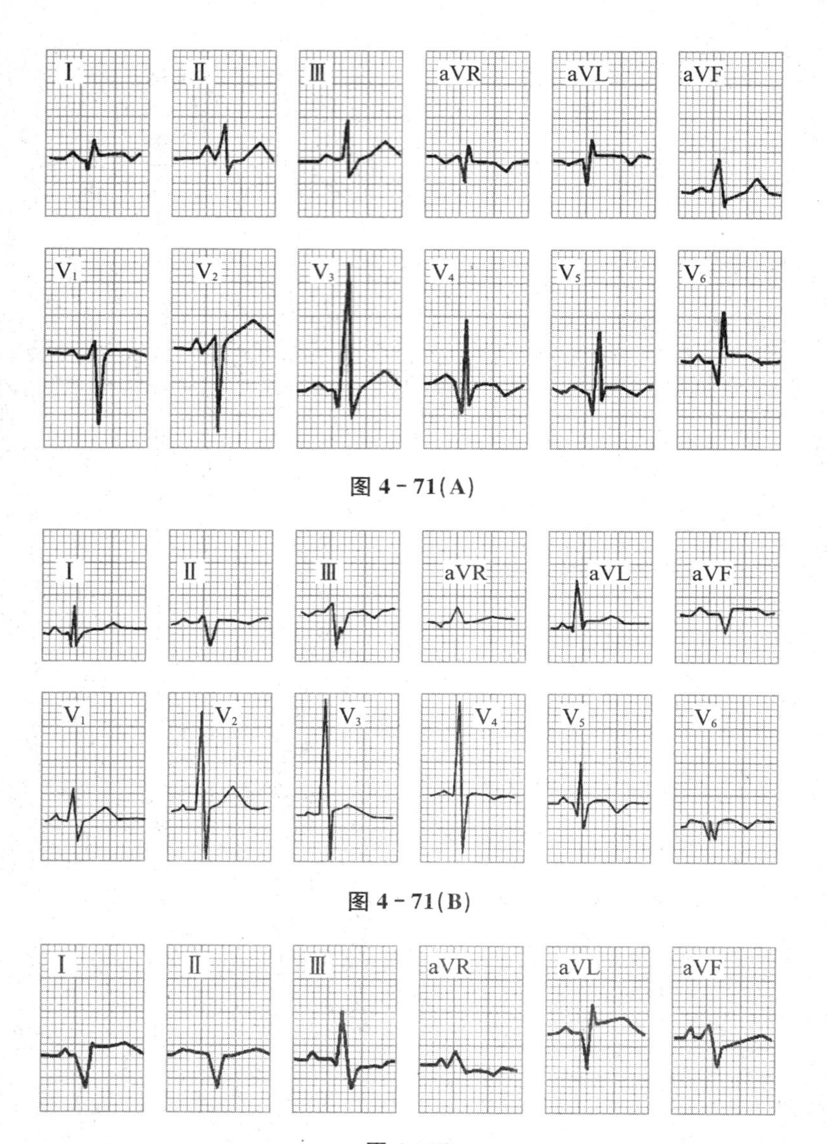

图 4－71(A)

图 4－71(B)

图 4－72

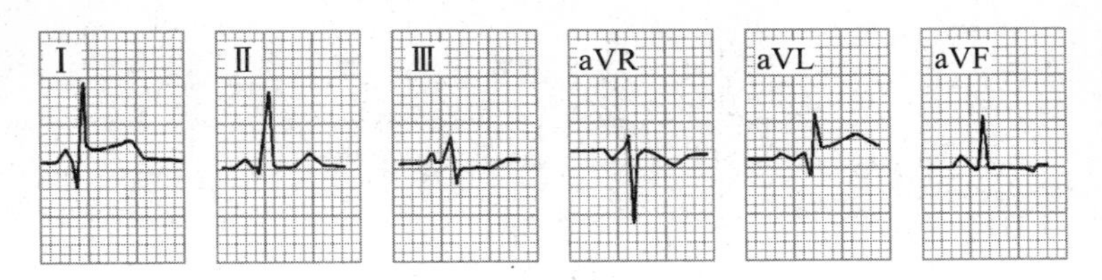

图 4-73

7. 急性下壁心梗

要点　Ⅱ、Ⅲ、aVF 导联出现心梗波形。见图 4-74。

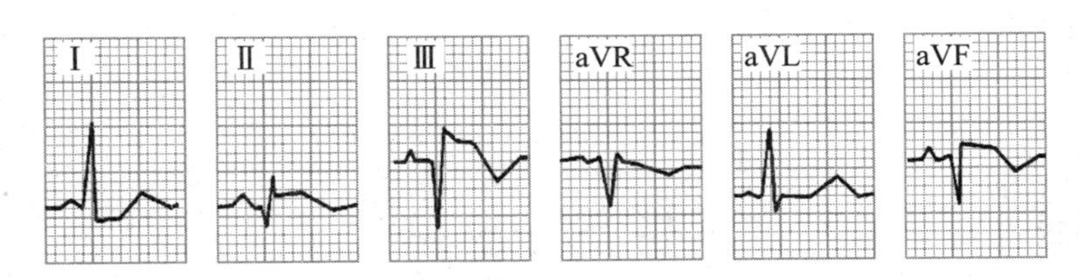

图 4-74

注解

1）陈旧性下壁心梗。见图 4-75。

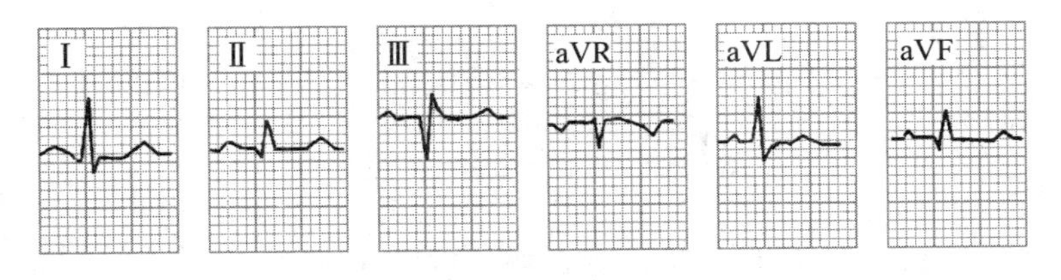

图 4-75

2）下壁与高侧壁的 S-T 段和 T 波往往呈反向关系，一个抬高，一个下降；一个直立，一个倒置。我们称之为正面或反面改变，图 4-76 看的比较清楚。

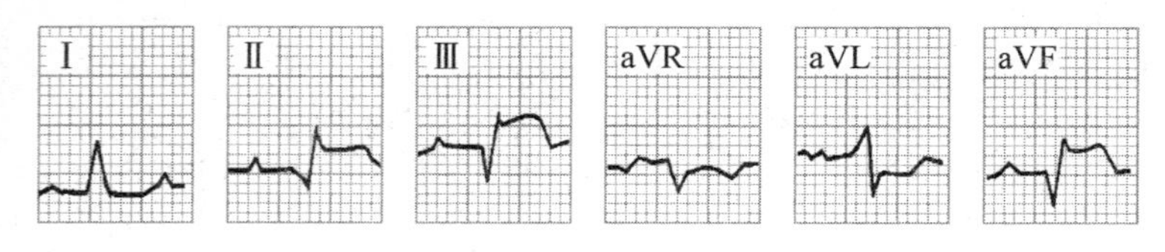

图 4－76

8. 急性广泛前壁心梗

要点 V_1、V_2、V_3、V_4、V_5＋(V_6、Ⅰ、aVL)导联出现心梗波形。见图 4－77。

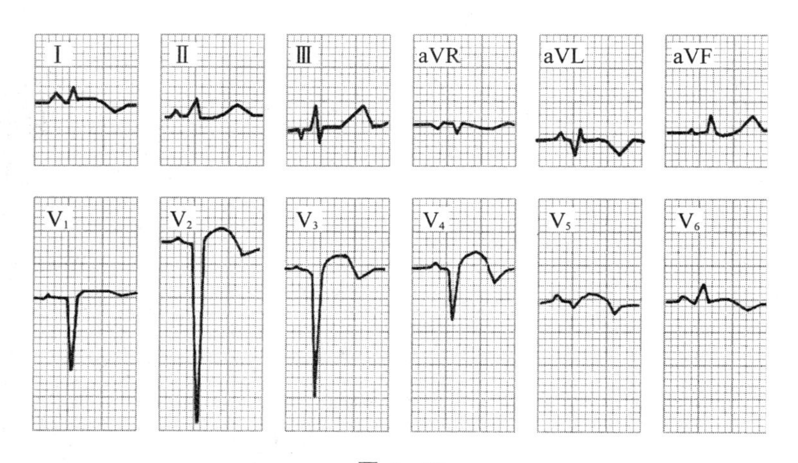

图 4－77

注解 陈旧性广泛前壁心梗。见图 4－78。

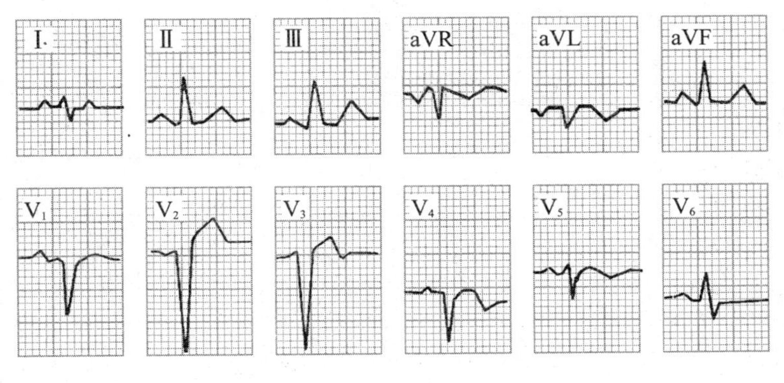

图 4-78

9. 急性下间壁心梗

要点 V_1、V_2、V_3＋Ⅱ、Ⅲ、aVF 导联出现心梗波形。见图 4-79。

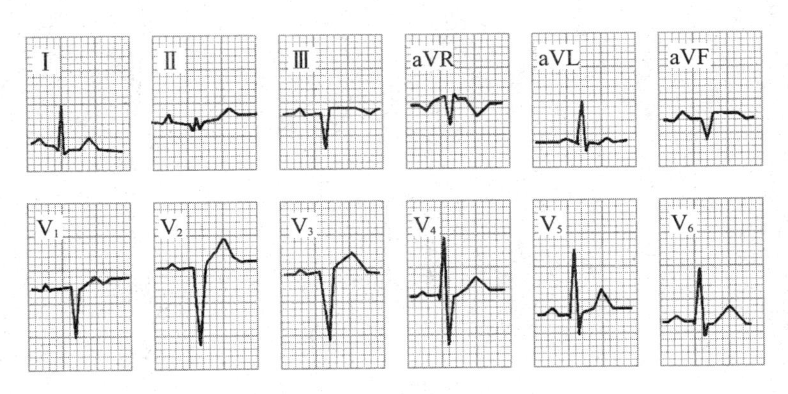

图 4-79

10. 急性下侧壁心梗

要点 V_5、V_6＋Ⅱ、Ⅲ、aVF 导联出现心梗波形。见图 4-80。

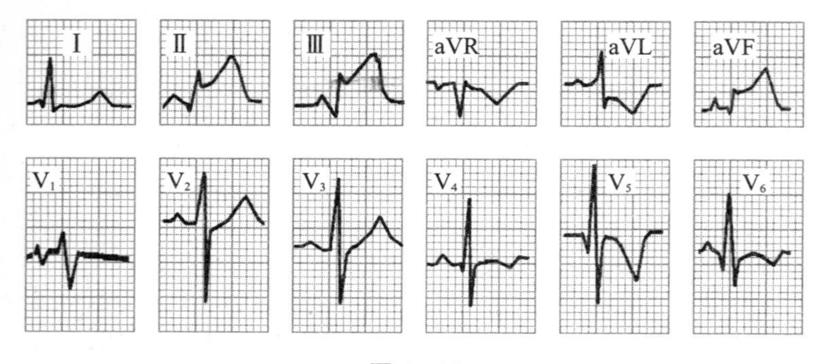

图 4－80

11．正后壁心梗

要点 V_1、V_2 大 R 波＋（V_1～V_4 的 T 波高耸，S－T 段压低）＋V_7、V_8、V_9 导联出现心梗波形。见图 4－81、图 4－82。

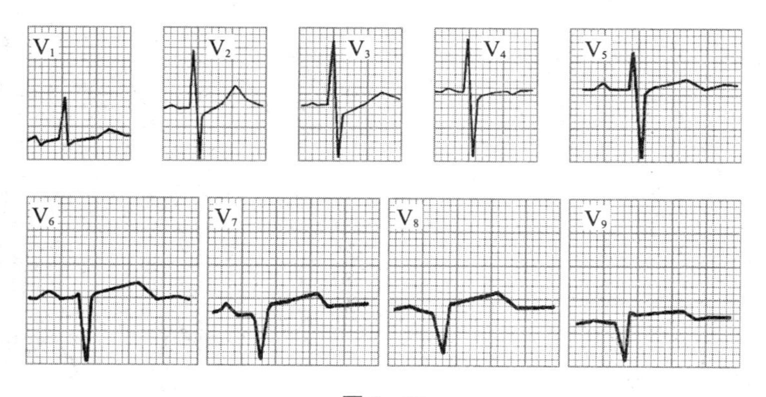

图 4－81

注解

1）正后壁心梗，在有所怀疑的前提下。我们需加做 V_7、V_8、V_9 导联来观察，一般情况下，我们可以通过 V_1、V_2 导联

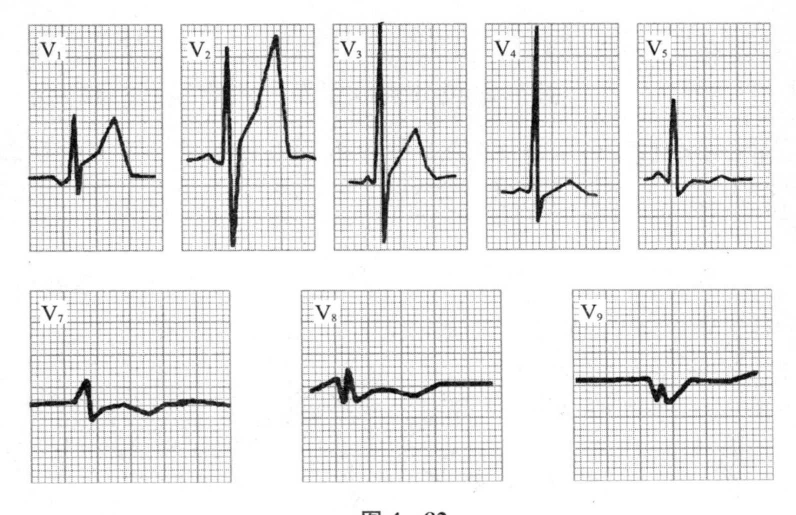

图 4－82

的 R 波来怀疑是否出现正后壁心梗.

2）在心电图上,前间壁与正后壁是"镜像"关系。所谓镜像,就是将心电图上下翻转(左右不变),从心电图纸背后对着灯泡或阳光看,即为镜像关系,体现在 V_1、V_2 导联上大 R 波,见图 4－83。

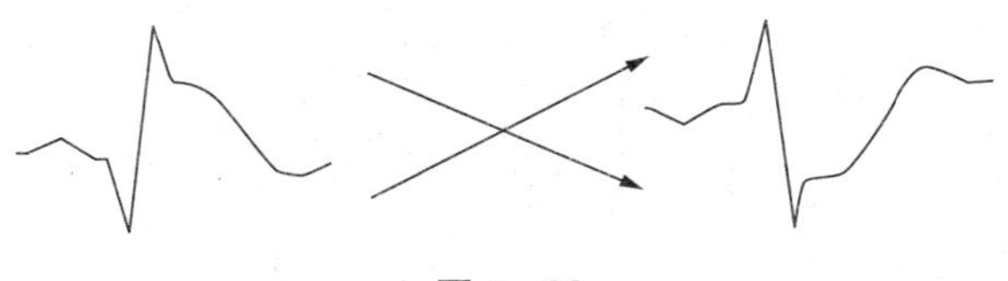

图 4－83

3）在 V_1、V_2 导联上看后壁心梗,主要是看 V_1 导联上的 R 波,其有心梗 R 波之称。R 波在 V_1、V_2 导联上 R/S≥1,由于 V_1～V_4 导联 T 波本身就高大,S－T 段变化又往往不明显,极易与右心室肥大相混淆，所以必须加做 V_7、V_8、V_9 导联来确认。

4）V_7～V_9 导联，电极分别放置于左腋后线、左肩胛线、左脊椎旁线上与 V_4 导联同一水平的交点处。

12. 心内膜下心梗

要点 除 aVR 导联外，多数导联有 S－T 段呈水平样或斜下样下降，出现冠状 T 波。见图 4－84、图 4－85。

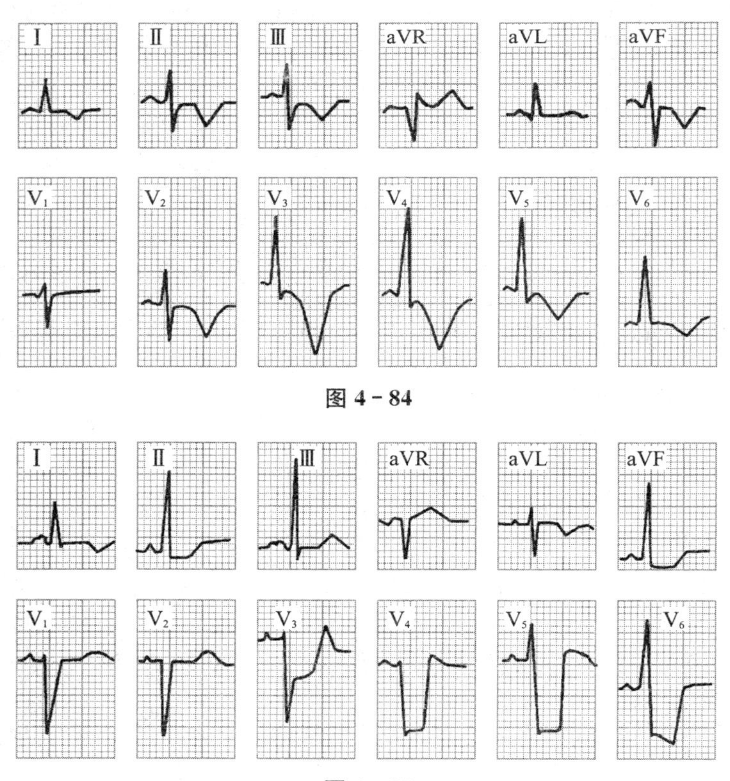

图 4－84

图 4－85

13. 右心室并发心梗

要点　在急性下壁、后壁心梗时，出现 V_1、V_2 导联 S－T 段抬高，V_1 导联 R 波变小。应加做 V_3R、V_4R、V_5R 导联观察是否出现心梗波形。见图 4－86。

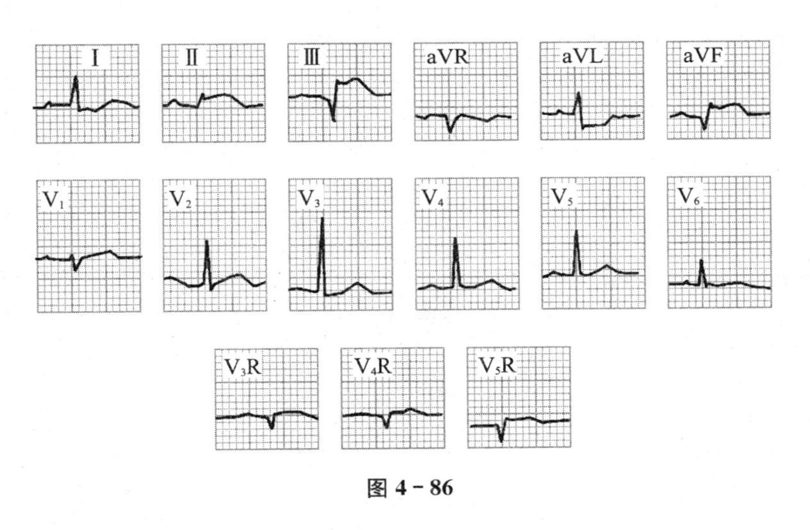

图 4－86

注解

1）右心室极少出现心梗，只在左心室下壁、后壁心梗时有可能合并出现，易漏诊。加做 V_3R、V_4R、V_5R 导联可明确诊断。右心室心梗时，可引起右心衰，应结合临床病史。

2）V_3R、V_4R、V_5R 导联，电极置于右胸相当于 V_3、V_4、V_5 导联的对应部位。主要反应右心室壁的心电变化。

3）在急性下壁心梗时，若Ⅲ导联和Ⅱ导联 S－T 段比值≥1,则提示有右心室并发心梗的可能。

三、正常与异常波形的对比

(一) 窦性心律

1. 窦性心律

要点 P 波在Ⅱ、aVF 导联直立,在 aVR 导联倒置。参见图 4-87。

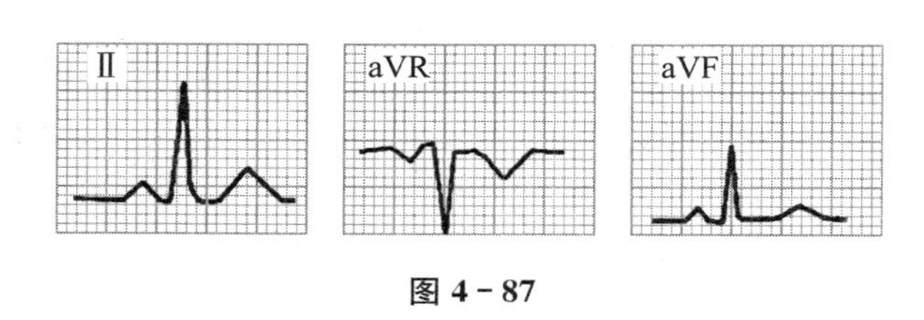

图 4-87

注解

1)窦性心律 窦房结是心脏的正常起搏点,凡激动来源于窦房结的心律,叫窦性心律。其特点是有窦性 P 波,即 P 波在Ⅱ、aVF 导联直立,在 aVR 导联倒置。

2)正常窦性心律 有窦性 P 波,频率在 60～100 次/分,P-P 间距之差<3 小格(即同一导联各心动周期长短相差<3 小格)。

2. 窦性心律不齐(窦不齐)

要点 窦性 P 波,在同一导联中 P-P 间距相差>3 小格。见图 4-88。

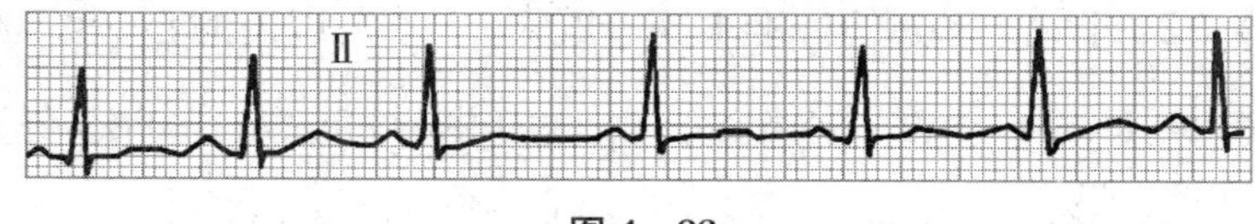

图 4-88

注解

1）窦房结不匀齐地发放激动，使心室节律不规则，称为窦性心律不齐。

2）窦性心律不齐分为 3 种：①呼吸性窦性心律不齐：吸气时快，呼气时慢，常呈周期性，屏气后窦性心律不齐可消失，可能为迷走神经张力改变所致。多见于青少年，无临床意义。②非呼吸性窦性心律不齐：与呼吸无关，无周期性、心率时快时慢。③室相性窦性心律不齐，与心室收缩有关。

3）窦性心律不齐常与窦性心动过缓同时存在。

3. 窦性心动过缓

要点　窦性 P 波，频率＜60 次/分。见图 4-89。

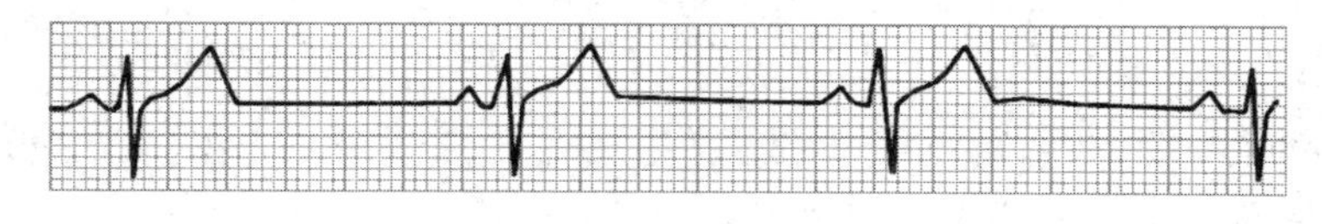

图 4-89

注解

1）窦性频率＜60 次/分称为窦性心动过缓，常由于迷走神经张力增高所致。

2）小儿心动过缓标准不同于成人。1岁龄以内的心率＜100次/分；1～6岁心率＜80次/分；6岁以上心率同成人＜60次/分。

3）窦性心动过缓伴窦性心律不齐，见图4-90。

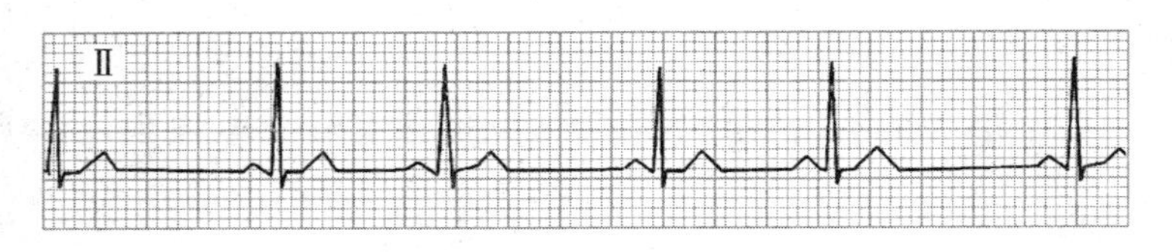

图4-90

4．窦性心动过速

要点　窦性P波，频率＞100次/分。见图4-91。

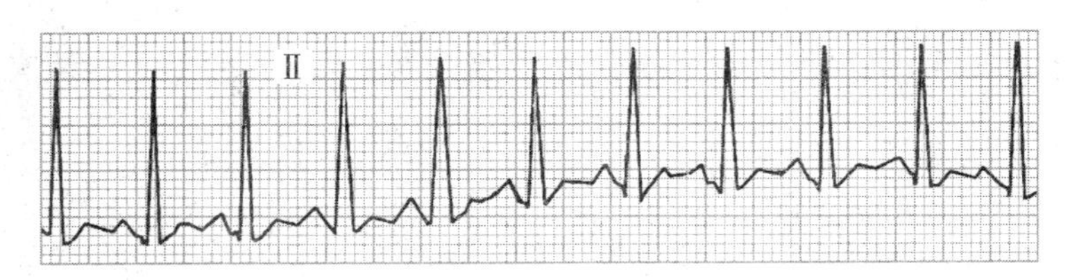

图4-91

注解

1）窦性频率＞100次/分，为窦性心动过速，是常见的一种心律失常。常见于正常人，主要是由于交感神经兴奋性增高或迷走神经张力降低所致，也可见于其他原因。

2）小儿心动过速标准也不同于成人。1岁龄以内的心率＞140次/分；1～6岁心率＞120次/分；10岁以上与成人大致相同心率＞100次/分但心率＜150次/分。

3）当心率过快时常出现 QRS 及 ST－T 改变，应结合临床病史或一周后复查，以免误诊。

5．窦性停搏或窦性静止

要点　在心电图上一个较长的时间内无 P－QRS－T 波。P 波脱落所形成的长 P－P 间距与正常 P－P 间距不成倍数关系。见图 4－92(A)。

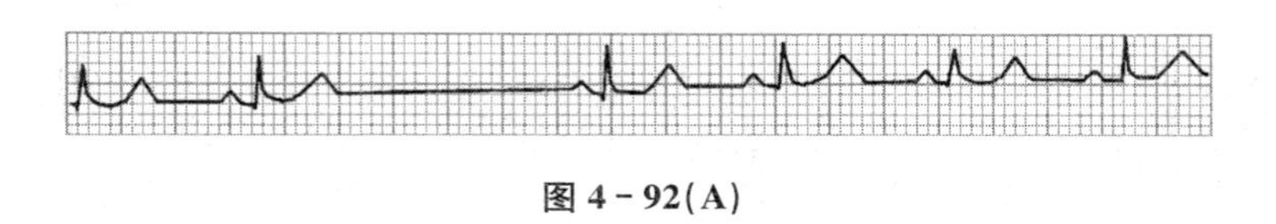

图 4－92(A)

注解：

1）窦房结在一个较长的时间内不能产生激动，称窦性静止或窦性停搏。往往发生突然，常见于迷走神经张力增大或窦房结起搏功能降低。若停跳时间过长，易出现阿-斯综合征。

2）窦性停搏后常出现逸搏或逸搏心律。见图 4－92(B)。

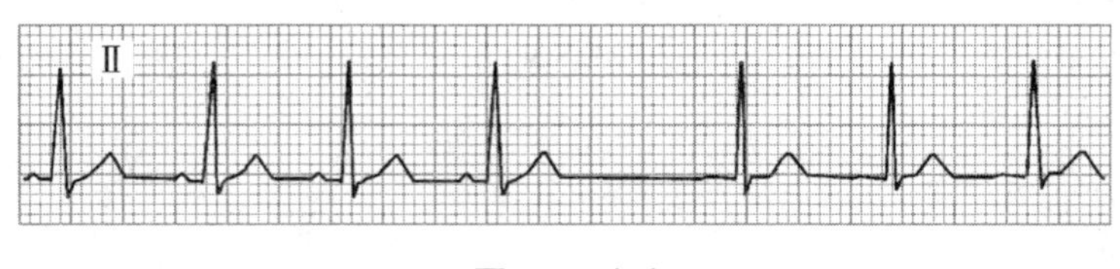

图 4－92(B)

3）长 P－P 间距与正常 P－P 间距不成倍数关系这一点，是窦性停搏区别于窦房传导阻滞和未下传房早的鉴别点。

6. 正常心电图

要点 正常的心电图波形也有一定范围内的形态差异。见图 4－93、图 4－94、图 4－95、图 4－96。

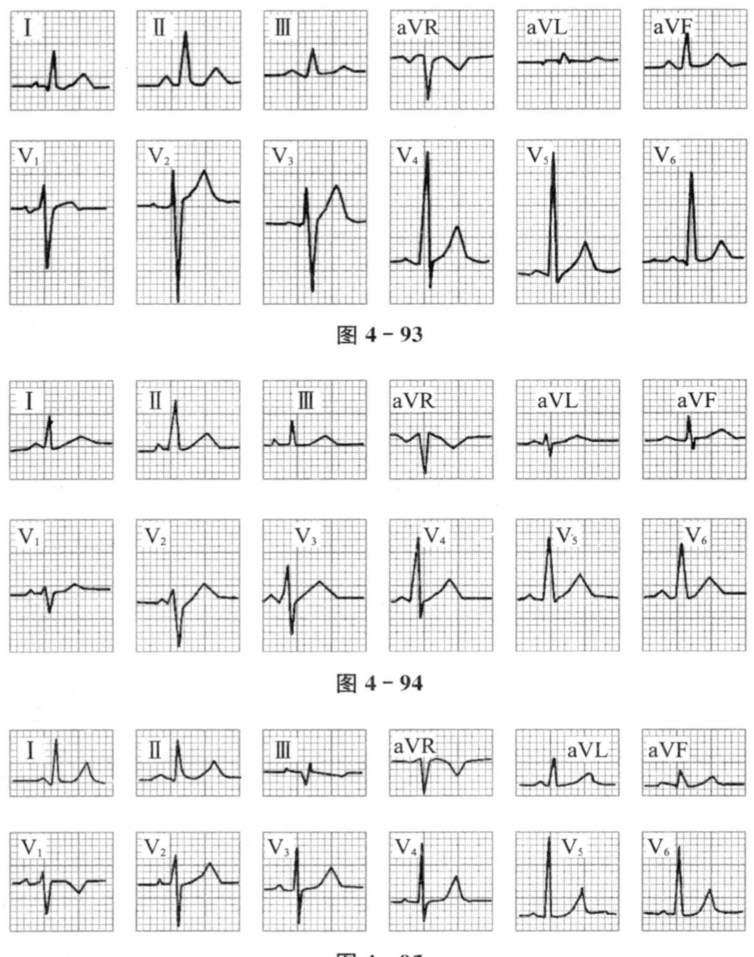

图 4－93

图 4－94

图 4－95

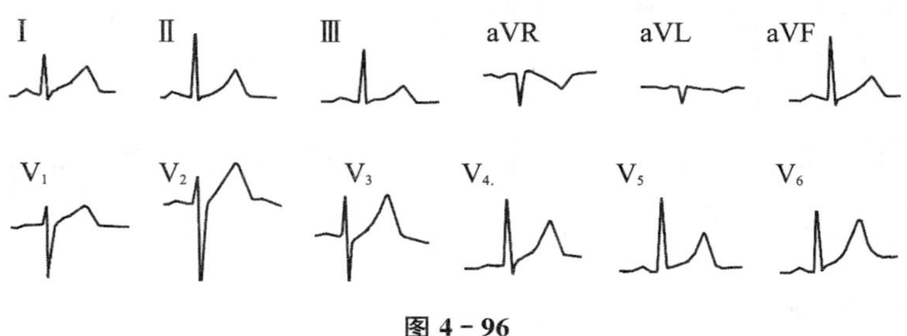

图 4－96

注解

1）通过以上四幅正常心电图，我们可以看出Ⅲ导联和aVL导联的变异较大。Ⅲ导联是“捣蛋鬼”，如果一幅心电图只有Ⅲ导联图形出问题，我们可以不去管它。

2）图 4－97 是一幅较为标准的心电图，但实际工作中很少遇到。

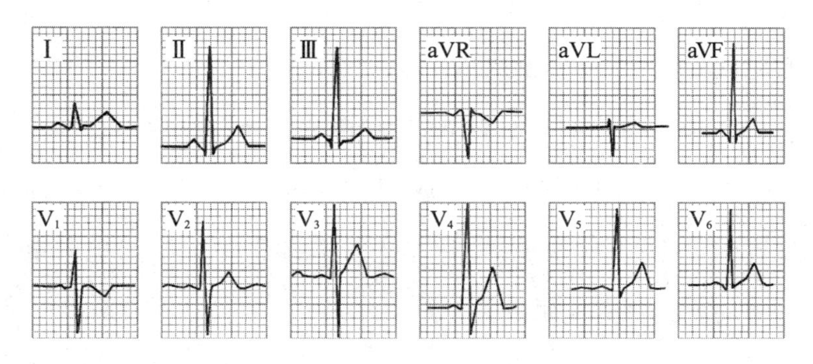

图 4－97

（二）心电向量与心电轴

1. 心电向量

要点 心电向量总是指向心室肌肥厚侧（电活动较强处）而背离梗死区。

注解

1）心电向量是心肌兴奋（收缩）沿一定方向形成的“合力”（在中学时我们学过力的合成与分解，这里指的是力的合成）。向量是有大小，方向的物理量。心电向量一般是指心室收缩（除极）过程中，所有心肌电兴奋在瞬间的大小和方向的“合力”，叫做 QRS 向量。

2）QRS 向量由房室结起始，正常人指向左后下侧方（左心室壁厚），P 波和 T 波也有综合向量，但临床意义不大，所以心电向量泛指心室肌的 QRS 向量。

3）在心梗时，梗死区不能传导电兴奋，成为电静止区，在这个方向上就失去了参与形成“合力”的拮抗力量，就像拔河比赛时，一方突然松手，另一方就会摔倒在地一样，心电向量的方向就会背离梗死区。

2. 心电轴

要点 将一大钟表挂在胸前，正常心电轴范围在 2 点到 6 点之间（$-30°$到$+90°$）。见图 4－98。

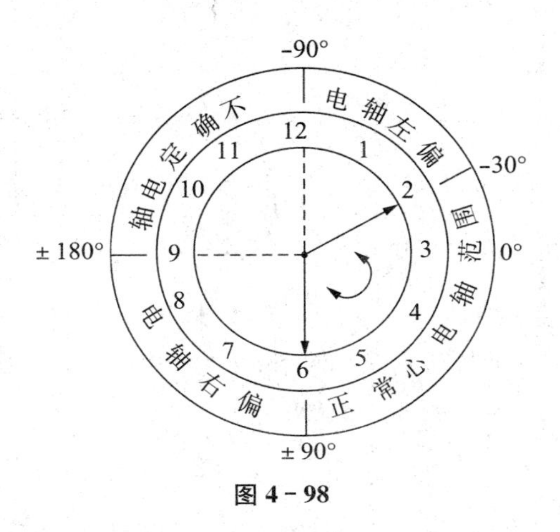

图 4－98

注解

1）心电向量是空间性的，不易于描记和叙述，如果我们把它投影在前额面即胸前，就成为心电轴坐标图，可以直观地表述和衡量心电向量的改变。也叫平均心电轴。

2）需要说明的是，QRS 向量投影在前额面形成 QRS 环，但计算 QRS 环内包绕的面积比较麻烦，也由于心电轴和额面最大 QRS 向量基本一致，所以可直接代替。

3．正常心电轴与偏移

要点　目测Ⅰ和Ⅲ导联主波方向可粗略地判断电轴的方向（针锋相对偏向右、背道而驰偏向左、同向上方为正常、同向下方不确定）。见图 4－99。

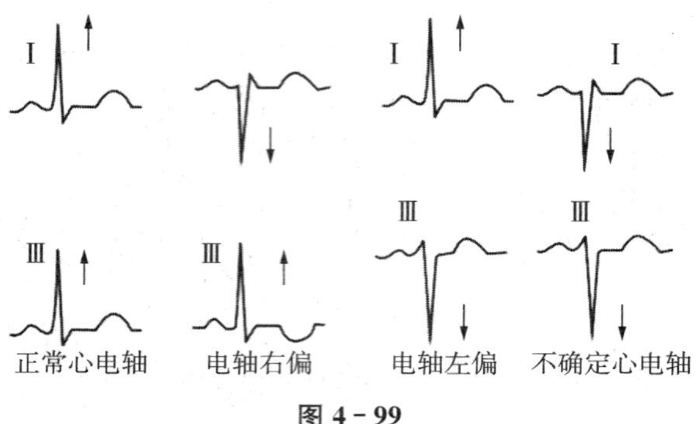

图 4-99

注解

1）电轴左偏表示可能有左心室肥大及左前分支阻滞；电轴右偏表示可能有右心室肥大及左后分支阻滞；不确定电轴可以是正常变异，也可能有肺心病、冠心病、高血压等。

2）目测法过去一直沿用观察Ⅰ和Ⅲ导联 QRS 波群主波方向来估测心电轴是否发生偏移，由于Ⅲ导联 QRS 波形常会发生一些变形有时不好对比，故近年多采用Ⅰ和 aVF 导联对比（Ⅰ和 aVF 导联互相垂直，对比性好）。

（三）心脏沿长轴转位

4. 心脏长轴

要点　用橡皮泥做一个心脏，用一根竹签从上腔静脉口穿入，从心尖处穿出，即为抽象的心脏长轴。

注解　在心脏长轴上套一个表盘，可以表示心脏沿长轴的顺钟向转位和逆钟向转位。见图 4-100。

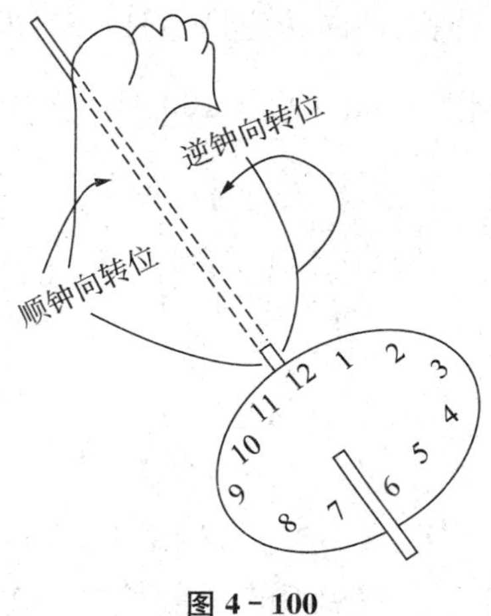

图 4-100

5. 顺钟向转位

要点　V_3、V_4 导联(R/S 上下相等)图形出现在 V_5 或 V_6 导联上。

注解

1) 胸导联 V_1～V_6 波形变化规律是：R 波逐渐增大，小 R 波→大 R 波；S 波逐渐变小，大 S 波→小 S 波。其中 V_3 导联 R/S=1　R=S。见图 4-101。

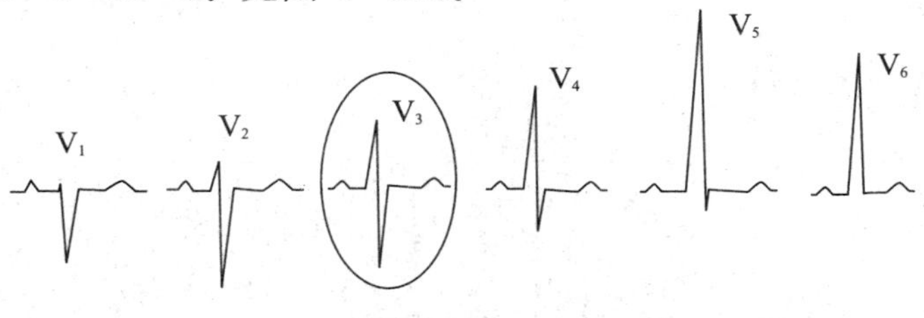

图 4-101

2) 心脏沿长轴顺钟向转位，V_3(R＝S)图形出现在 V_5 或 V_6 导联上。见图 4－102、图 4－103、图 4－104。

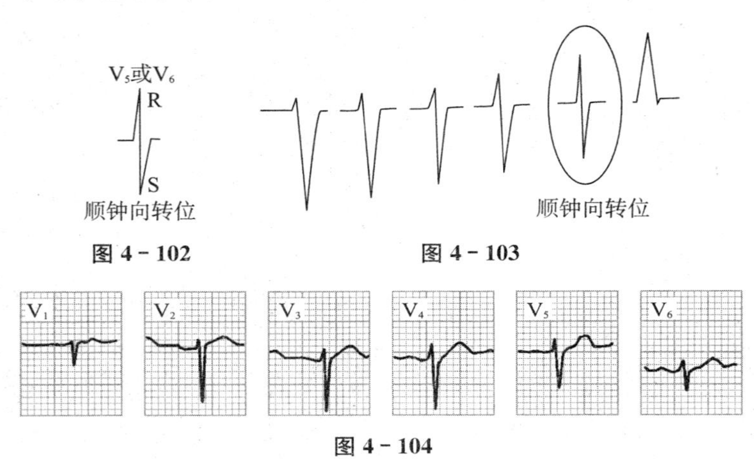

图 4－102

图 4－103

图 4－104

6. 逆钟向转位

要点　V_3、V_4 导联(R/S 上下相等)图形出现在 V_1 或 V_2 导联上。见图 4－105、图 4－106、图 4－107。

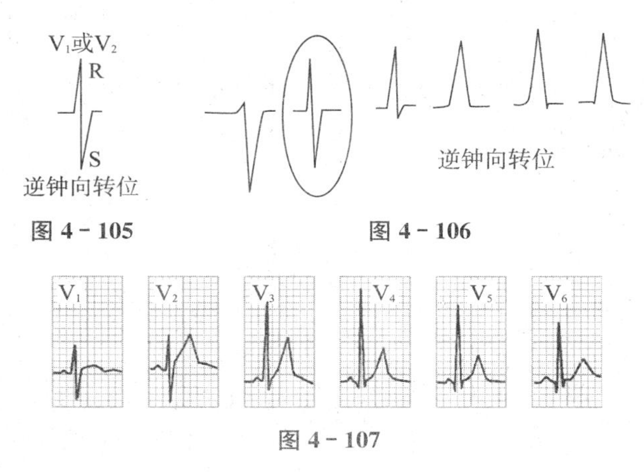

图 4－105

图 4－106

图 4－107

注解　顺钟向转位常见于右心室肥大，逆钟向转常见于左心室肥大。但二者也可见于正常人。

7. 电交替现象

要点：QRS 波群振幅交替改变。见图 4－108。

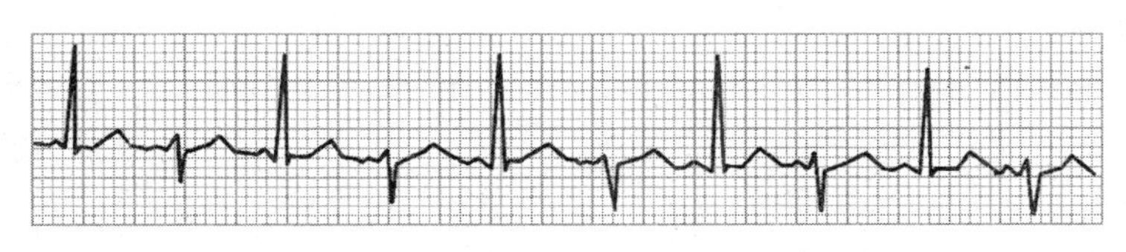

图 4－108

注解

1）电交替分为完全性——P 波及 QRS 波群都有交替；不完全性——仅有 QRS 波群交替。不完全性的电交替较多见，但较少特异性，若持续存在多为心包积液。

2）心脏悬在渗液中出现转动性的钟摆样运动，顺/逆钟向转位。

8. 低电压

要点　QRS 波群振幅在 6 个肢体导联平均＜5 小格。6 个胸导联平均＜8 小格。

注解

1）低电压为 QRS 波群正向与负向波振幅绝对值相加，6 个肢体导联平均＜5 小格（1 mV＝10 小格），6 个胸导联平均<8 小格。见图 4－109。

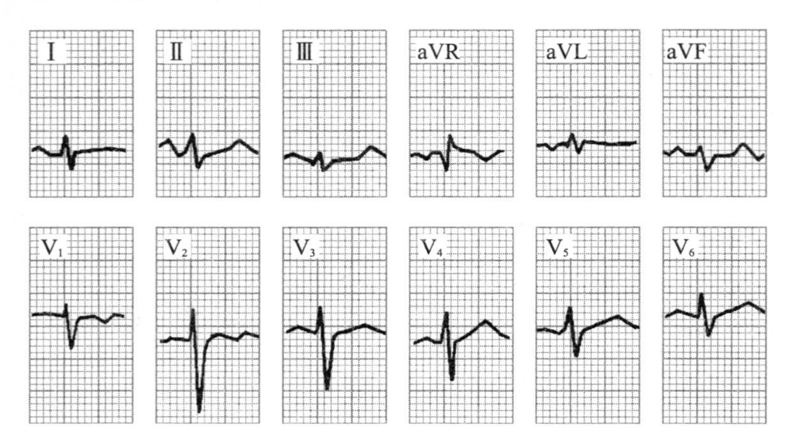

图 4－109

2）低电压可见于过度肥胖、肺气肿、气胸，广泛心肌损害者。但正常人也可出现，尤其是高龄者。

3）心包积液时，低电压与电交替可合并出现。

（四）几种危险的心动过速和 R－on－T 现象

9. 双向性心动过速

要点 QRS 波群交替出现主波向上和向下两种形态。见图 4－110。

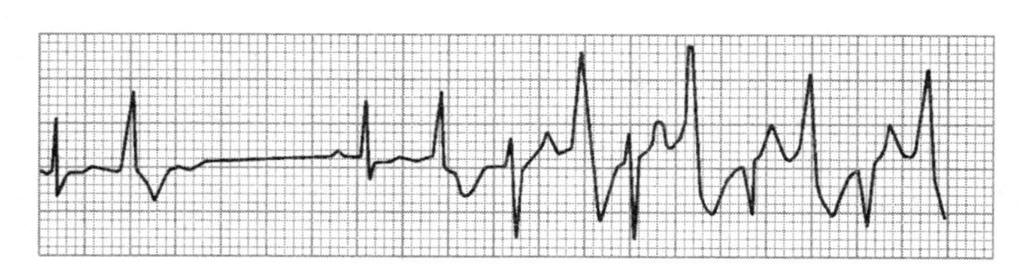

图 4－110

注解

1）QRS 波群在前一心动周期向上，后一心动周期向下或一搏较高一搏较低(或一搏较宽，一搏较窄)。但 V_1 导联一般不出现。

2）双向性心动过速，无论是室性还是房性或是交界性心动过速，均可发生室颤，预后不良。其多发生于洋地黄中毒，见图 4－111。

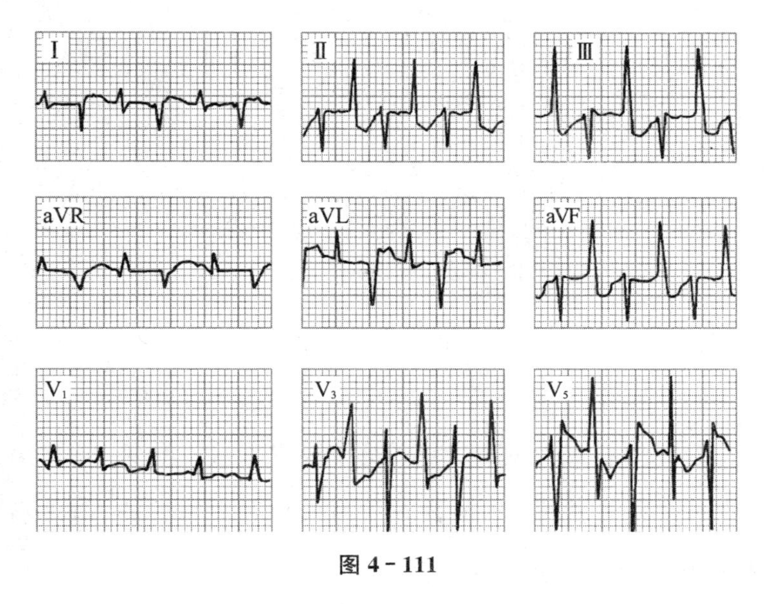

图 4－111

3）双重性心动过速与双向性心动过速的区别是：前者是房性心动过速或房扑或房颤与室性心动过速并存。

10. 尖端扭转型室性心动过速

要点　QRS 波群形态多变，每几个或几十个围绕基线不断地扭转其主波的正负方向。见图4-112(A)、图4-112(B)。

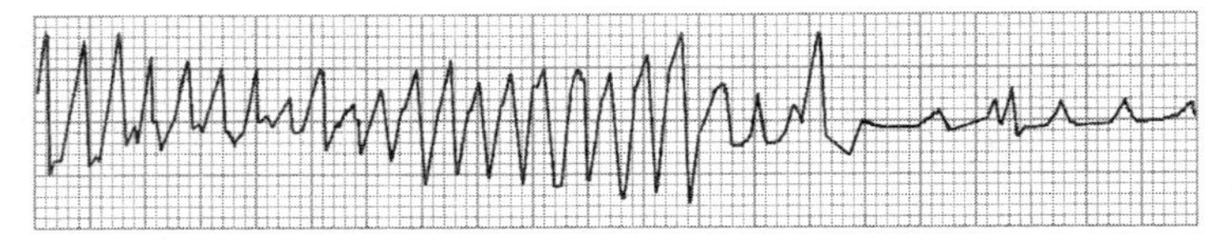

图 4-112(A)

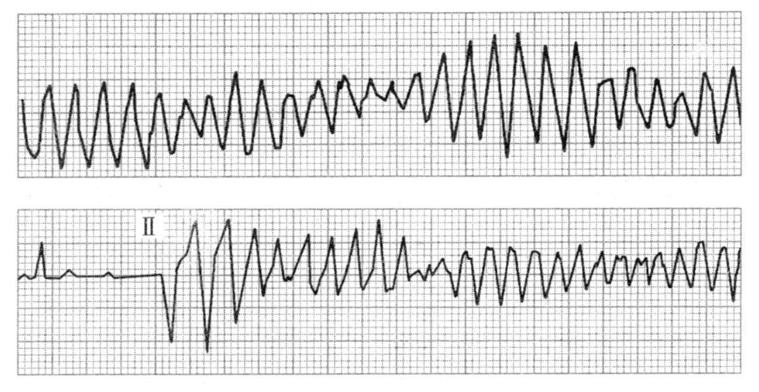

图 4-112(B)

注解

1）尖端扭转型室速，每次发作很少超过一分钟（几秒至几十秒），频率平均为200次/分，虽然也可自行终止，但极易转为室颤，常为室颤前兆。

2）出现尖端扭转型室速，提示心肌受到严重抑制及传导障碍，不能用抑制性药物。

3）双向性心动过速与尖端扭转型室速区别是：前者是每次心搏后即出现QRS波群主波方向上下交替。

11. 多源性室性心动过速

要点 室速的 QRS 波有两种以上不同形态，心室率不齐。又称心室紊乱心律。见图 4－113。

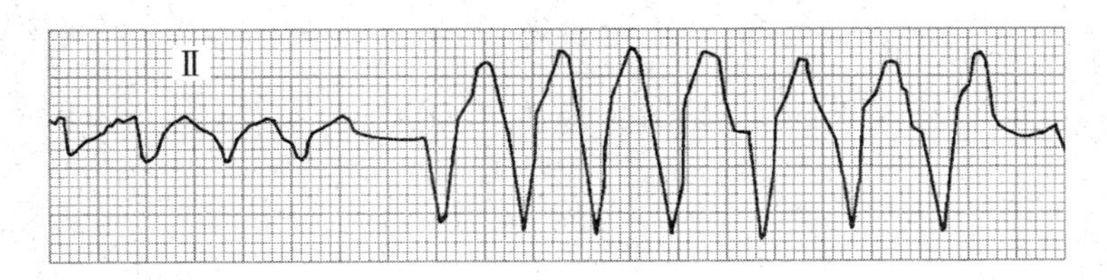

图 4－113

注解 心室内有两个以上异位起搏点，异位起搏点越多越易诱发室颤。

12. 多形性室性心动过速

要点 室速的 QRS 波形态多变，几乎每搏均不相同，见图 4－114。

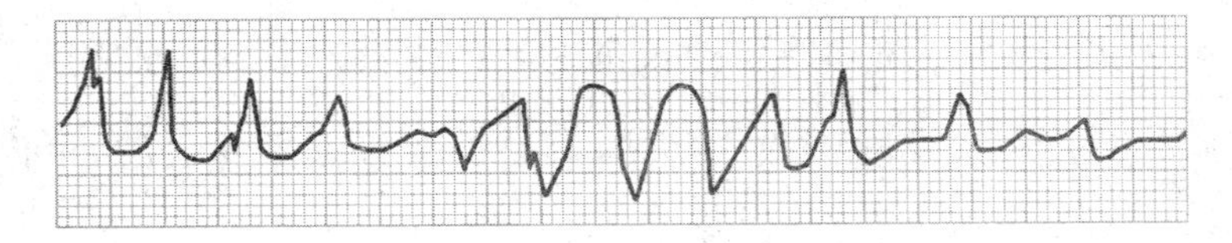

图 4－114

注解 多形性室性心动过速，频率为 160～250 次/分，短时间内易发展为室扑或室颤，又称颤动前心动过速。

13. R-on-T 现象

要点 早搏落在 T 波(心室的易颤期)上。

注解

1) R-on-T 又叫 T 波切断现象,心室的易颤期在 T 波顶峰前,早搏落于此处,易触发室性心动过速、室扑、甚至室颤。见图 4-115。

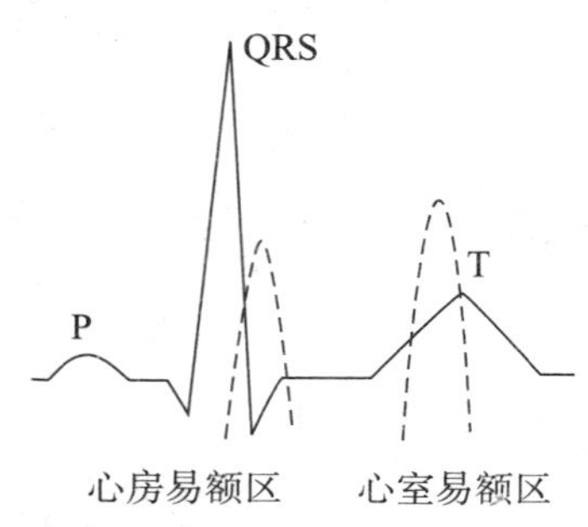

图 4-115

2) 心室的易颤期又叫易损期,在此时段内,心肌细胞群处于兴奋、不应期和传导性很不一致的电活动状态。这期间一定程度的外源性刺激或早搏,容易形成兴奋折返引起心肌纤维颤动。见图 4-116、图 4-117。

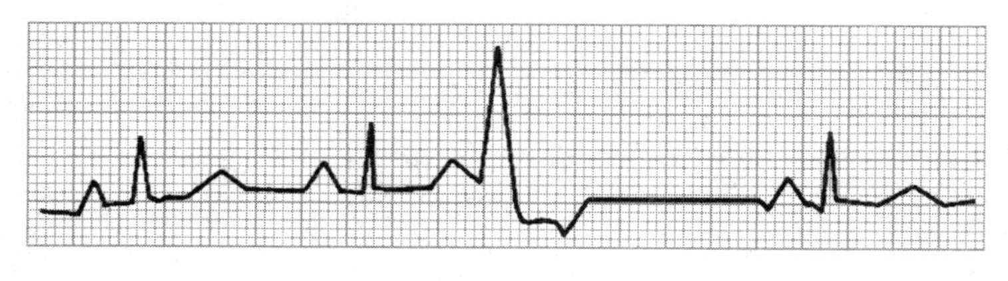

图 4-116

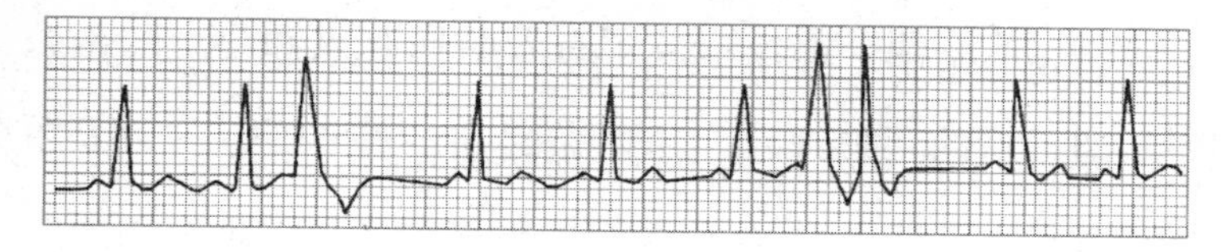

图 4－117

3）R-on-T 引起：①室性心动过速，见图 4－118；②多形性室性心动过速，见图 4－119；③心室颤动，见图 4－120。

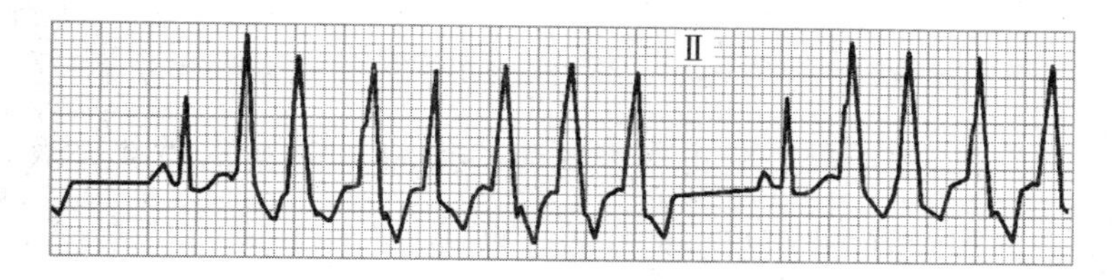

图 4－118

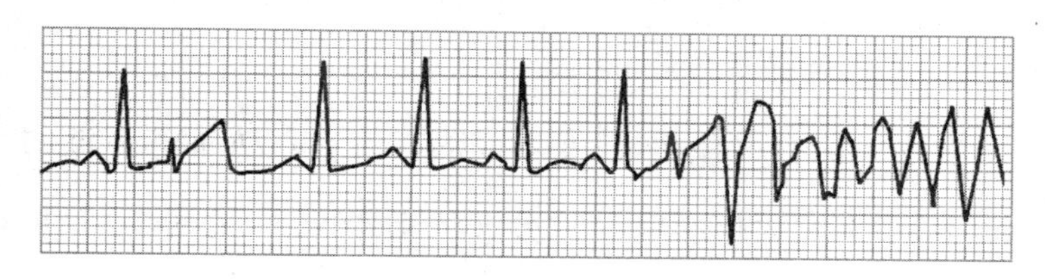

图 4－119

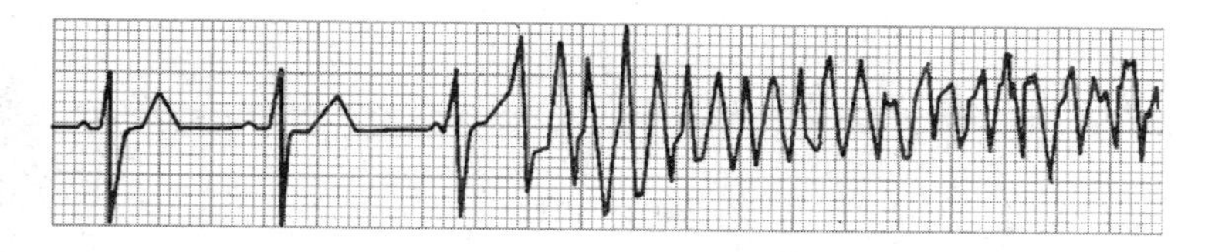

图 4－120

4）折返激动是快速心律失常最常见的发生机制，其病理基础是单向传导阻滞。心脏内因解剖结构、传导性、不应期等电生理差异，有两个部位形成了有着共同起点和终点的两条路径，即折返的环形道路。这两条通路的特点是：一条是单向阻滞；另一条传导慢、不应期短。就像到达目的地有两条道路，一条是公路，但因交通拥挤，实行交通管制，单向限行，出发时过不去，回来时可以走；另一条是乡道，可以通过，只是不好走，路途长。这样，激动经过传导慢的乡道到达终点后，一部分激动继续前行传导，一部分激动沿原单向限行的公路返回原点处，使该处心肌再次被激动，完成了一次折返激动。激动在环形道路内反复循环，引发了快速而持续的心律失常。

（五）一些需仔细辨认的心电表现

1. 室内差异性传导

要点 前有 P 波（P 波变形或落在前一心动周期 T 波的降支上）后有宽大畸形呈 R 波分叉的 QRS 波。见图 4－121、图 4－122、图 4－123。

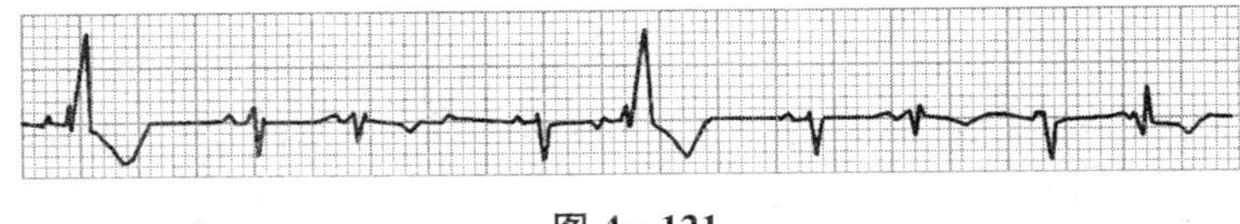

图 4－121

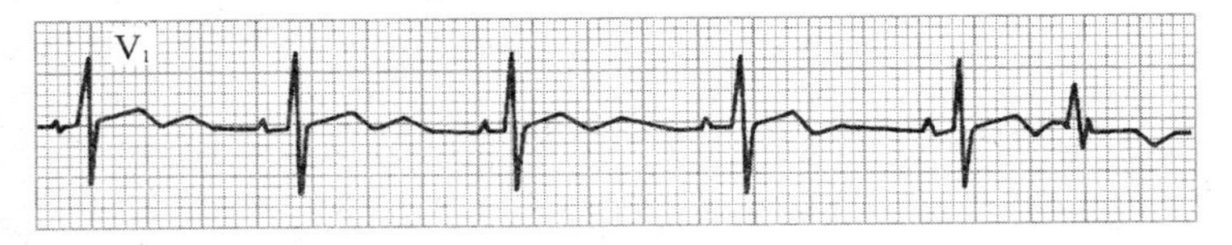

图 4－122

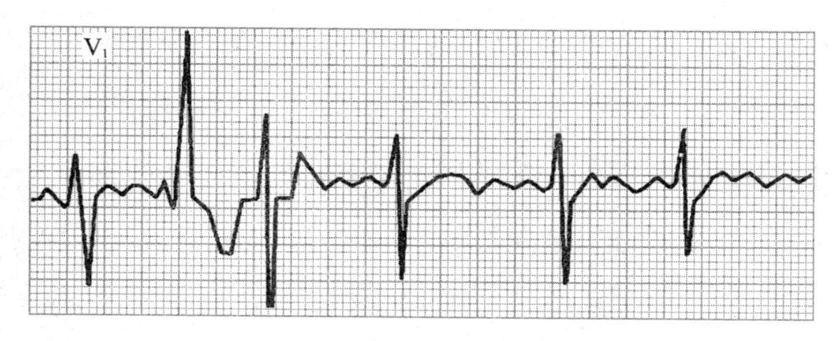

图 4－123

注解

1）室内差异性传导，又叫迷走性室内传导。其类似室性早搏，但前有 P 波（P 波可变形或隐藏在前一个 T 波中）；又类似束支传导阻滞 R 波分叉波形（多为右束支阻滞），往往在心率增快时出现。图 4－121 为多形性房早伴室内差异性传导；图 4－122 为房早伴室内差异传导；图 4－123，为房颤伴室内差异性传导。

2）室内差异性传导，一般是功能性的，属于生理性传导障碍，本身无重要生理意义，但和室性早搏有重要的鉴别意义：①室内差异性传导若一连串出现，多为功能性的；而多源性室早、室速，表示有器质性心脏损害。②室内差异性传导多在心率增快时出现，室早多在心率减慢时出现。③在使用洋地黄类药物后，出现室内差异传导，可以继续用药；若出现室性早搏，则表示用药过量或中毒，应立即停药并处理。所以，对室内差异性传导和室性早搏，一定要把二者识别清楚。

3）室内差异性传导有两种形式，我们一般所说的是指“时相性”室内差异传导，原因是左束支粗短，右束支细长（不应期长）。当遇到房性、交界性早搏时，激动在右束支传导时间比左束支略慢一些，所以时相性室内传导阻滞多呈右束支传导阻滞 R 波分叉波形，QRS 波形增宽，形态各异。就像一个体质弱的人，平时生活工作都很正常，如果让他去跑百米和健壮的正常人相比，差异就明显了。“非时相性”室内差异传导，QRS 波群略有变形，其与心肌收缩不应期无关，不属于生理性传导阻滞，其发生机理尚不明确。

4）Ashman 现象：传导组织的不应期与心动周期的长短有关，心率快时，不应期短；心率慢时，不应期长。一个长周期后接着而来的激动往往遇到延长的不应期，产生一个室内传导阻滞的图形，这种现象叫 Ashman 现象。

2. 病态窦房结综合征（SSS）

要点　心电图上出现又慢（＜50 次/分）、又阻（滞）、又停（搏）、又快（过速）等多种表现，有些看不明白时，首先想到病窦。

注解

1）病态窦房结综合征是窦房结及邻近组织病变，功能减退导致起搏、传导障碍而引起的心律失常。

2）病窦主要表现为持久、恶性的窦性心动过缓，一般<50次/分，重者<30次/分，并可交替出现各种室上性快速心律失常（房速、房扑、房颤）——快慢综合征。并伴有窦性静止，停搏（≥2秒，10个粗线大格），逸搏及逸搏心律，窦房、房室及室内阻滞。常因供血不足出现头晕、晕厥、重者出现阿-斯综合征。

3）患者可在不同时间出现以上多种心律失常，可用24～72小时动态心电描记来观察。

4）图4－124为交界性心动过速，窦性心动过缓及交界性逸搏。

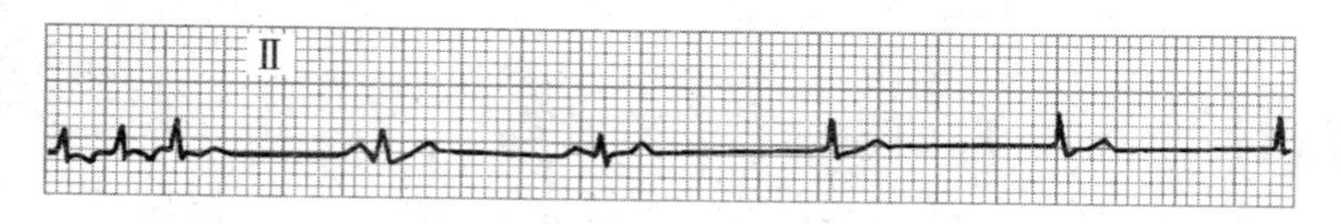

图4－124

3. 室性融合波与并行心律

要点 在窦性心律的QRS波与室性异位节律的QRS波形之外，出现了介于二者之间的第3种波形。

注解

1）室性融合波为窦性激动与室性异位激动相遇融合后形成的波形。多见于室性并行心律之中，亦可见于室性心动过速和其他一些心电现象中。

2）并行心律是一种特殊的异位心律，心脏内存在着两个起搏点，形成两个固定心律，不断地并列发出激动，引起心脏收缩。这种现象称为并行心律，一般以异位搏动来命名。并行心律以室性并行心律常见，其特点是：QRS 波形同室早，较长的异位搏动间期是最短的异位搏动间期的倍数（有一最大公约数），两种心律相遇时产生干扰形成了室性融合波。见图 4-125、图 4-126。

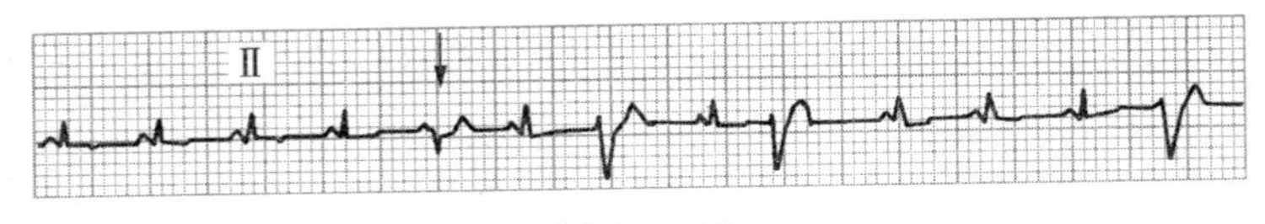

图 4-125

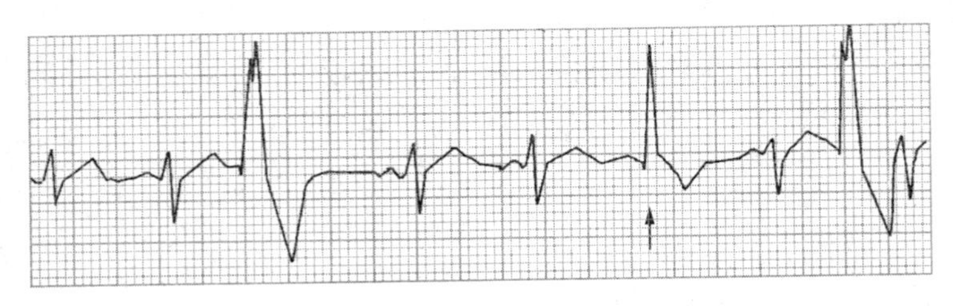

图 4-126

3）室性融合波与多源性室性早搏和多形性室性早搏的区别，室性融合波形介于窦性和室性异位 QRS 波形之间，出现在二者皆可出现的时间。多源性和多形性室早，与前一个 R 波的 R-R 间期＜窦性 R-R 间期并且前无 P 波可资鉴别。

4）室性融合波与房早伴室内差异性传导的区别：室内差

异性传导多发生于长R－R间期后的短R－R间期内，且R波分叉呈右束支阻滞波形。

4．P波有规律的变化——游走心律

要点 ①窦房结内游走：P－P间期延长，P波变小；P－P间期缩短，P波升高。②窦房结至交界区游走：P波直立→矮小→低平→倒置。

注解

1）窦房结内（头、体、尾）游走心律，P波由直立→平坦，但不倒置。伴随P－P间期延长，P波逐渐变小，P－R间期缩短（但P－R间期≥3小格）；P－P间期缩短，P波逐渐升高，P－R间期延长。见图4－127、图4－128。

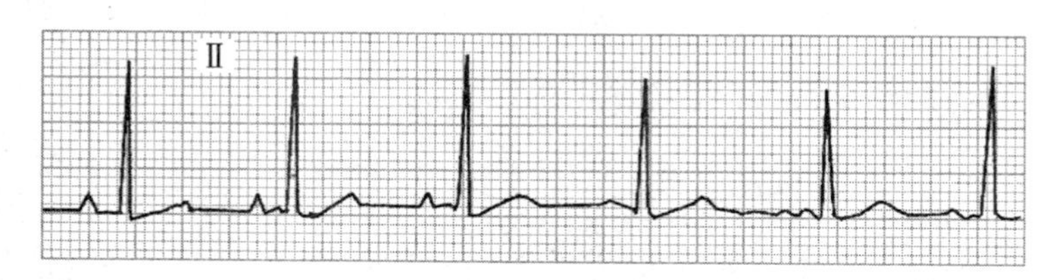

图4－127

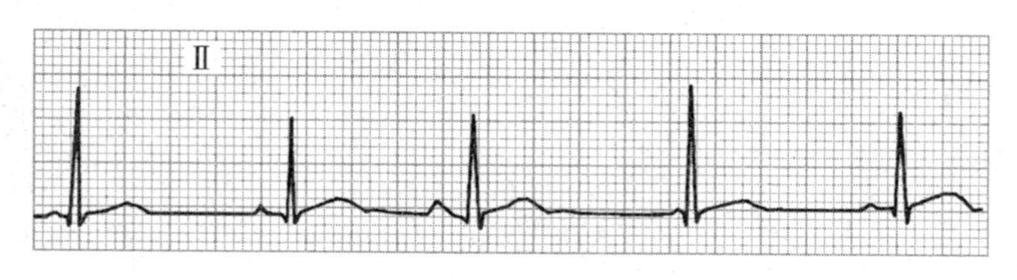

图4－128

2）窦房结至房室交界区游走心律，P 波直立→倒置；P－R间期逐渐发生改变，由 P－R 间期＞3 小格至 P－R 间期＜3 小格；逆行性 P 波可以出现在 QRS 波之前、之中、之后；可有房性融合波。见图4－129。

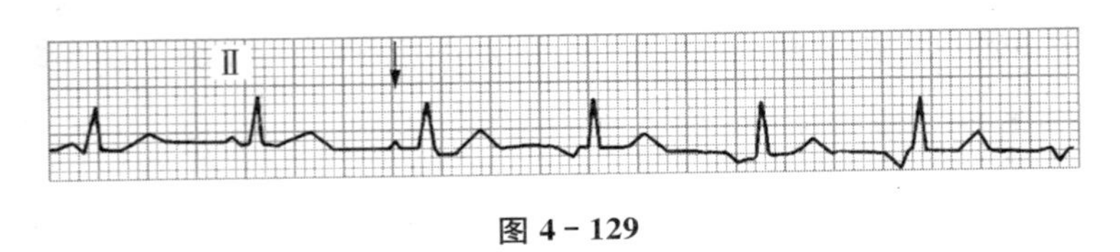

图 4－129

3）窦房结游走性节律与呼吸无关，暂停呼吸时，P 波变化不消失。窦房结内游走心律常见于正常人。

4）窦房结至房室交界区游走心律是常见一种游走心律，属于窦性心律不齐的一种正常变异，表现为与呼吸有关或无关的周期性变化，可能与迷走神经张力有关。

5. 交界性反复心律

要点　前无 P 波的交界性逸搏＋逆行性 P 波＋交界性逸搏（或伴室内差异性传导）连续≥3 次。见图 4－130（A）、图 4－130（B）。

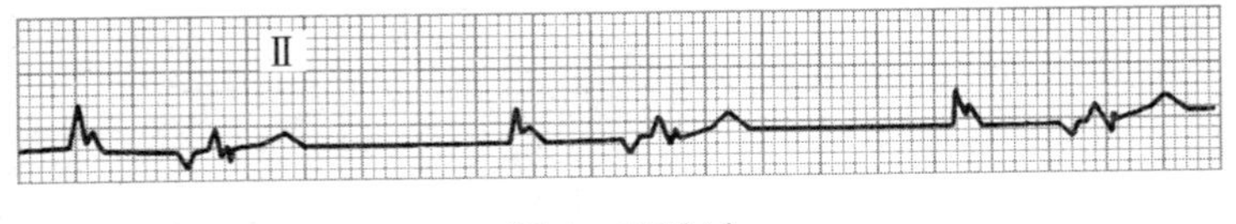

图 4－130（A）

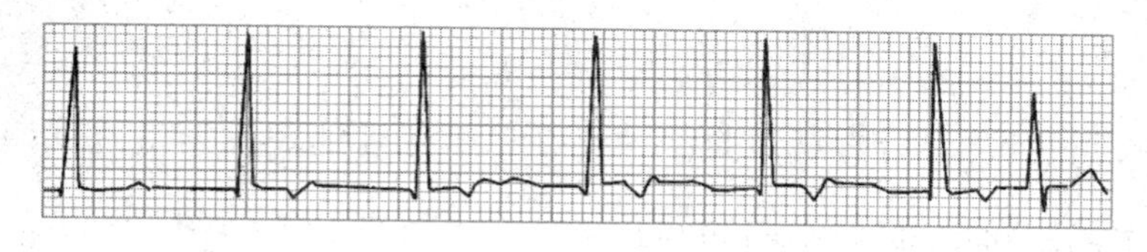

图 4－130(B)

注解

(1) 反复心律　从心房、房室交界区或心室发出的激动，经过交界区的某一通路逆传，引起心室或心房再次收缩，称为反复搏动，反复搏动连续≥3 次以上称反复心律，又叫回头心律。反复心律以交界性常见，室性次之，房性少见。

(2) 鉴别诊断　交界性反复心律应与伪反复心律(逸搏-夺获性心律)相鉴别。后者为 2 个 QRS 波群之间夹着 1 个正常的窦性 P 波。见图 4－131。

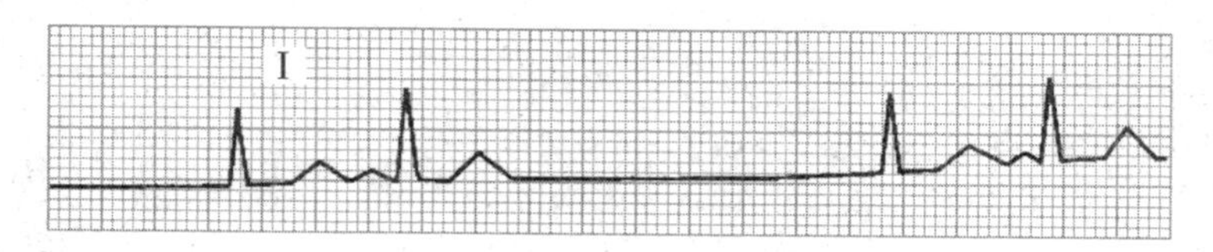

图 4－131

(3) 室性反复搏动　宽大畸形 QRS 波＋逆行性 P 波＋室上性 QRS 波或伴室内差异传导。见图 4－132。

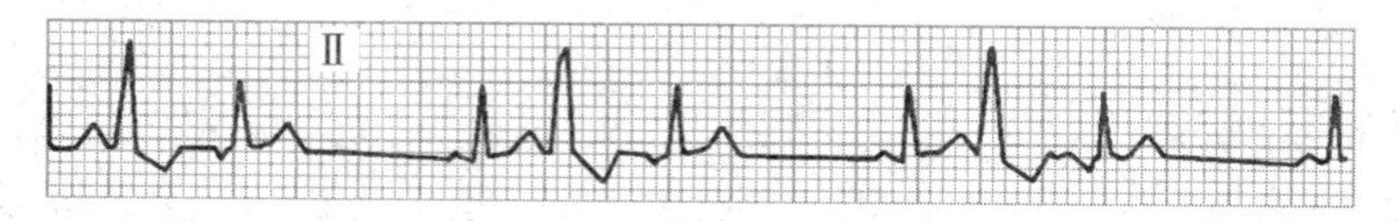

图 4－132

(4) 室性反复搏动应与间插性室早相鉴别　间插性早搏又叫间位性早搏，特点是早搏夹在二个相邻的窦性搏动之间，无代偿间歇，是心动周期间真正增加了一次心脏搏动，常见于窦性心动过缓。间插性室早宽大畸形的QRS波后无逆行P波，可与室性反复搏动相鉴别。见图4－133。

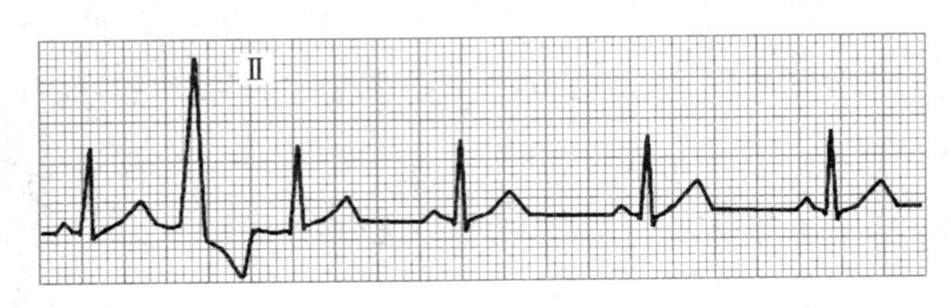

图 4－133

(5) 房性反复搏动　房性(或窦性)P波(P－R间期延长)＋室上性QRS波＋逆行性P波。见图4－134。

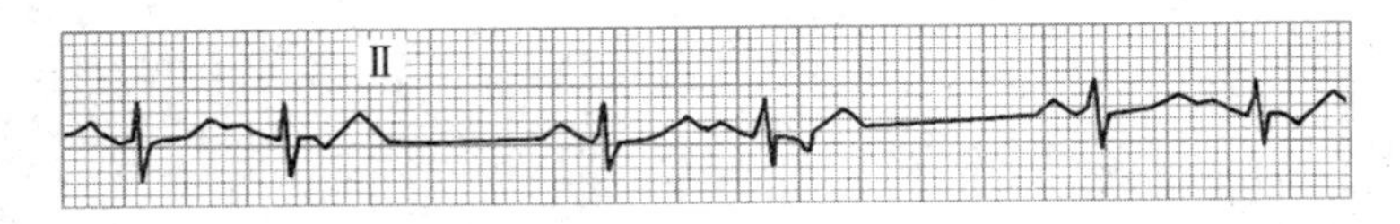

图 4－134

6. 干扰—互相牵涉的生理现象

要点　由生理不应期引起心电波形的改变、丢失，或时限改变的现象。

注解

1) 干扰是一种生理现象　是由不应期引起的传导障碍，

是一种生理性保护机制，避免心脏过于频繁的跳动。干扰现象可发生在心脏各个部位，可分为窦房干扰、房内干扰、房室干扰和室内干扰，其中以房室干扰最为常见。

2）窦房干扰　房早后伴完全性代偿间歇。（房早后的不完全代偿间歇也属干扰现象，只不过我们已习以为常了）。

3）房内干扰　房性融合波形态介于窦性 P 波与异位 P 波之间。

4）房室干扰　①未下传的房早，只有变形 P 波而无 QRS 波。②房早本身的 P－R 间期延长。

5）室内干扰　①室性融合波，前有 P 波，融合的 QRS 波形介于正常的 QRS 波群与室性异位 QRS 波形之间。②室内差异性传导也属室内干扰现象。③心室夺获，当窦性激动不能下传心室时，常出现逸搏心律，偶然窦性 QRS 突然提前出现称为心室夺获（QRS 波群一般为室上性，如夺获过早，亦可发生室内差异性传导）。

6）鉴别　一、二、三度房室传导阻滞是病理性传导阻滞，是由于不应期的异常延长导致的传导延缓或停止，不属于生理性干扰。

7. 干扰性房室脱节

要点　窦性 P 波与 QRS 波无固定关系，可位于 QRS 波之前、之中、之后，心室率＞心房率，QRS 波呈交界性或室性波形。见图 4－135。

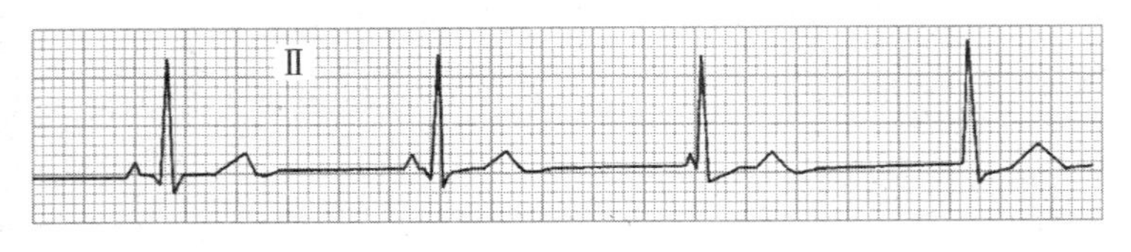

图 4－135

注解

1）房室脱节又叫房室分离，心房心室分别由两个节律点控制，互不相关，心房一般由窦房结控制，心室多由交界区或室性节律点控制。≥3 次的房室干扰，称为“完全性房室脱节”。见图 4－136。若个别窦性激动下传至心室，形成心室夺获，这种伴有心室夺获的房室脱节，叫做“不完全性房室脱节”。

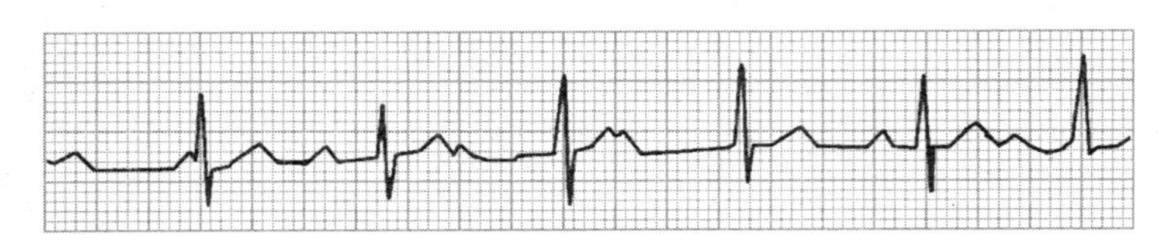

图 4－136

2）房室脱节与三度房室传导阻滞的区别：房室脱节，心室率＞心房率，P 波围绕 QRS 不远，为生理性干扰。三度房室传导阻滞，心房率＞心室率，P 波比 QRS 波多，P 波与 QRS 波完全无固定关系，为病理性阻滞。

8. 隐匿性传导—分析解释某些复杂心电表现时的参考

要点 隐匿性传导，可以使规则的心电图出现一些不守常规的现象，虽然隐匿传导在心电上无直接体现，但可通过隐匿性传导现象来帮助分析解释某些复杂的心电表现。

注解

1）在较复杂的心律失常中，隐匿性传导较为常见。在隐匿性传导中，又以房室交界区多见。隐匿性传导是由于某一部分心肌受到抑制，应激性降低，激动在通过此抑制区时，强度减弱以至不能完全通过该区，这次激动虽未能传导（不显示P波或QRS波），但其产生的不应期却对下一个激动发生了影响，这就叫做隐匿性传导。

2）如遇下列心电表现，应考虑可能与隐匿传导有关：

① 不易解释的P-R间期延长或P波突然受阻。早搏后P波未能下传。

② 间插性室性（或交界性）早搏后的第一个窦性心搏的P-R间期延长，甚至出现室内差异性传导。

③ 室性（或交界性）早搏偶尔代偿间歇不完全。

④ 2个房早连续受阻。

⑤ 文氏现象不典型：二度Ⅰ型房室传导阻滞文氏周期

中，第一个 P－R 间期不是最短的。

⑥ 伪文氏现象：当隐匿性交界性早搏交替连续发生 2 次，引起 P－R 间期延长与 P 波相继出现。产生类似房室传导阻滞的“伪文氏现象”。

⑦ 二度房室传导阻滞出现房（室）性反复搏动。二度房室传导阻滞加重成高度房室阻滞。

⑧ 二度或高度阻滞：房室传导比例改变，如 2∶1 转变成 4∶1 等。

⑨ 高度房室传导阻滞时的超常传导。二度房室传导阻滞，P－R 间期长短不等或交替；三度房室传导阻滞出现心室夺获。

⑩ 高度房室传导阻滞时的韦金斯基现象，在发生房室交界性及室性逸搏后，接连几个窦性 P 波都能通过阻滞区而下传至心室，出现 QRS 波。

⑪ 干扰性房室脱节时，应按期出现的交界性逸搏推迟发生。

⑫ 阵发性房速时，2 个 P 波连续受阻。

⑬ 阵发性房速时，P－R 间期意外的延长。

⑭ 阵发性室上性心动过速，一旦伴室内差异传导，常可持续下去，直至心率变慢而终止。

⑮ 室上性心动过速合并室内差异性传导，这时出现一个室早，则可能终止室内差异性传导。

⑯ 阵发性（或非阵发性）交界性心动过速，室律或房律不规整。

⑰ 阵发性室速伴房室分离时，不出现心室奇获。

⑱ 交替性房早伴发左、右束支传导阻滞。

⑲ 室速时，有一个房早的出现，可终止室速的发作。

⑳ 房颤时，室内差异性传导可不出现或出现、或连续出现。

㉑ 房颤时，心室律极不规则。

㉒ 房颤时，交界性逸搏有时在过长的间歇后才出现。

㉓ 房颤合并室早时，有时在室早后出现类代偿间歇。

㉔ 房颤时，较长的一组 P－R 后，又可变为 P－R 较短的一组心搏。

㉕ 预激综合征引起心动过速。

9. 超常传导—与隐匿性传导相反的心电现象

要点 激动在不应期可以下传，在相对不应期传导较快。

注解

1）超常传导是少见的反常现象，在心脏传导功能受抑制的情况下，本应阻滞的早期激动却反常地发生了传导功能改善，这种现象称为超常传导，又叫超常期房室传导。超常期位于T波结束后大约7个小格的时限上。

2）超常传导与隐匿性传导的区别是：前者是在预计激动传导将受到阻滞时，意外地得到了改善；后者是在预计激动可以传导时，反而被阻滞，不能下传。

3）超常期传导的心电表现：

① 一度房室传导阻滞：P－R间期可呈长短交替改变。

② 二度房室传导阻滞：晚期下传心搏的P－R间期比早期下传心搏的P－R间期长。

③ 高度房室传导阻滞：室上性激动在早期短时间内可以下传，形成心室奇获，更早或迟后出现的激动则完全受阻不能下传。

④ 房颤伴束支阻滞时，较早出现的室上性激动传导正常，推迟出现的室上性激动则发生阻滞。

10. 韦金斯基现象——一种保护性代偿机制

要点　重度房室传导阻滞时，一连几个P波未下传，长间歇后，逸搏P波发生下传或连续几个P波均能下传。

注解

1）心脏在传导性和自律性受抑制时，可以出现各种代偿性机制，使原来受阻的向下激动得以通过，使受损的功能得到短时的改善。

2）韦金斯基现象是指心脏部分传导功能处于抑制时，通过一次强刺激后，使传导功能暂时得到改善的现象（长间歇后的交界性或室性逸搏的逆行性传导可做为较强的刺激）。这是一种保护性反应，对改善心肌缺血有重要意义，使少数患者避免心室停搏的危险。

3）韦金斯基现象主要出现在重度及三度房室传导阻滞时，其可分为两个部分，韦金斯基易化作用和韦金斯基效应。在重度及三度房室传导阻滞时，在交界性或室性逸搏后，窦性P波下传——韦金斯基易化作用（强刺激为交界性逸搏）；逸搏后接连几个窦性P波均能下传——韦金斯基效应（强刺激为室性逸搏）。见图4－137。

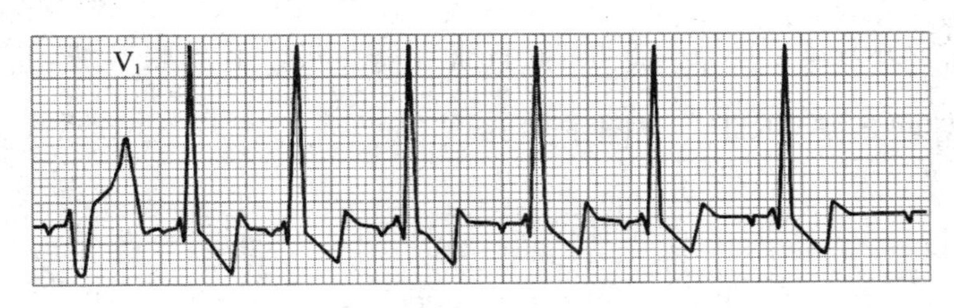

图4－137

（六）分支阻滞

1. 左前分支传导阻滞

要点　心电轴左偏。Ⅰ和aVL导联QRS波呈qR型，且

RaVL＞$R_{Ⅰ}$。

Ⅱ、Ⅲ、aVF 导联 QRS 波呈 rS 型，且 $S_{Ⅲ}$＞$S_{Ⅱ}$，$S_{Ⅱ}$＞同导联 R 波。

注解

1）左前分支较细长，只由左冠状动脉的一个小分支供血，易受损。诊断左前分支阻滞，应先排除其他疾病引起的心电轴左偏，如：肺心病、下壁心梗、肺梗死，B 型预激综合征等，结合临床病史很重要。心电轴左偏的心电表现是，Ⅰ导联主波向上，aVF 导联主波向下。

2）左前分支传导阻滞，高侧壁的导联（这样容易记忆）Ⅰ、aVL 的 QRS 波呈小 q 大 R 型，aVL 导联的 R 波＞Ⅰ导联 R 波。下壁的导联（同样也是为了便于记忆）Ⅱ、Ⅲ、aVF 导联的 QRS 波呈小 r 大 S 型，而且Ⅲ导联 S 波＞Ⅱ导联 S 波，Ⅱ导联 S 波＞R 波。见图 4－138。

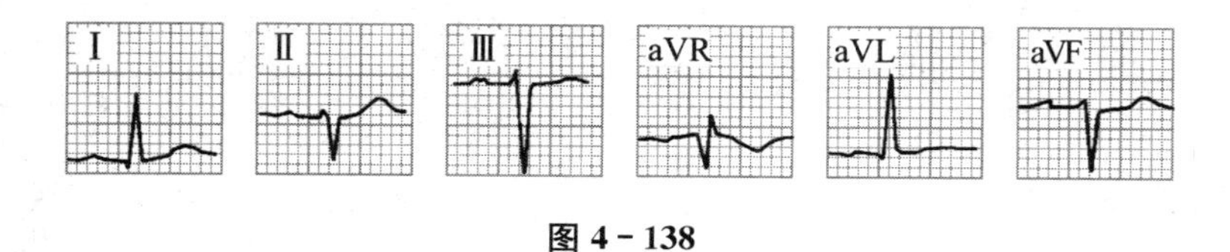

图 4－138

3）左前分支传导阻滞还可以有的表现为：$Q_{Ⅰ}$、$S_{Ⅲ}$，即Ⅰ导联可出现较小 Q 波，Ⅲ导联出现大 S 波。

2. 左后分支传导阻滞

要点 电轴右偏，Ⅰ、aVL 导联 QRS 波呈 r S 型，Ⅲ、aVF 导联 QRS 波呈 qR 型，$R_{Ⅱ}>R_{Ⅰ}$。

注解

1）左后分支粗而短，由双重冠状动脉分支供血，不易受损。一旦出现阻滞，则提示心肌病变范围广泛。其常与右束支传导阻滞同时存在。在诊断左后分支传导阻滞时，同样也应先排除其他原因引起的心电轴右偏。如：肺气肿及其他肺部疾患、右心室肥大、前侧壁心梗等。心电轴右偏的心电表现为Ⅰ导联主波向下，aVF 导联主波向上

2）左后分支传导阻滞，Ⅰ、aVL 导联呈小 r 大 S 型；Ⅲ、aVF 呈小 q 大 R 型；Ⅱ导联 R 波＞Ⅰ导联 R 波。见图4－139。

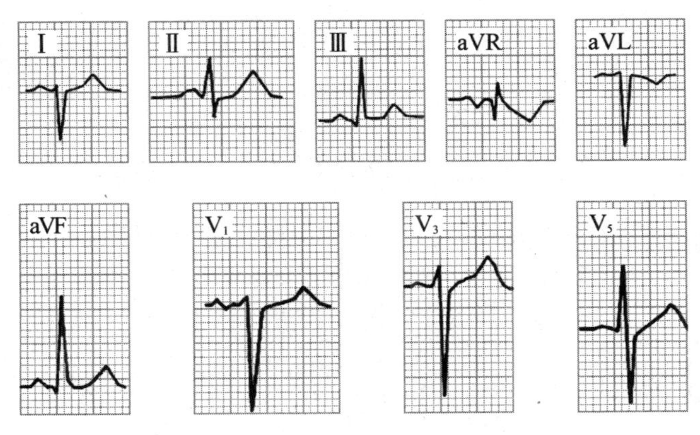

图 4－139

3）左后分支传导阻滞还可以有的表现是 $Q_{Ⅲ}$、$S_{Ⅰ}$，即Ⅲ导联可出现小 Q 波，Ⅰ导联出现大 S 波。

4）几种组合型的束支、分支传导阻滞：

a. 双侧束支传导阻滞：左、右束支主干发生传导阻滞，QRS 波交替或间歇出现左、右束支传导阻滞波型。

b. 双支传导阻滞：右束支阻滞加任何一支左束支分支阻滞（左前或左后分支）。

c. 三束支传导阻滞：右束支和左前分支及左后分支的发生传导阻滞，三束支传导阻滞可有房室传导阻滞（这是与双支传导阻滞的区别点）。通常右束支和左前分支阻滞在先、左后分支阻滞在后。三支中常有一支为间歇性阻滞或程度较轻，否则将引起完全性心脏传导阻滞。

（七）早期复极综合征

1. 早期复极综合征

要点 在 J 点抬高的基础上，S－T 段自 J 点呈弓背向下性抬高，与 T 波前肢延续，在 V_2、V_3、V_4 导联明显，见图4－140。

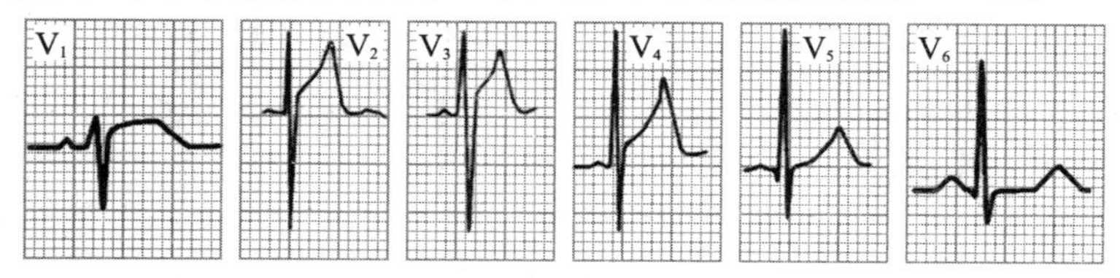

图 4－140

注解

1）早期复极综合征系一部分心室肌较早地复极所至。因提前复极的部位多为心室前壁，故 V_2、V_3、V_4 导联明显。早期复极综合征为正常心电图的变异，以青壮年多见，多无任何症状，本身不需治疗。随年龄增长，上述特点逐渐消失。

2）早期复极综合征，因有 S－T 段抬高，需与心肌梗死相鉴别，具体方法：在 J 点向 T 波顶点连一直线。S－T 段在连线以下，属于弓背向下性抬高，为早期复极综合征表现，见图 4－141。S－T 段在连线以上，为弓背向上性抬高，是心肌梗塞表现。

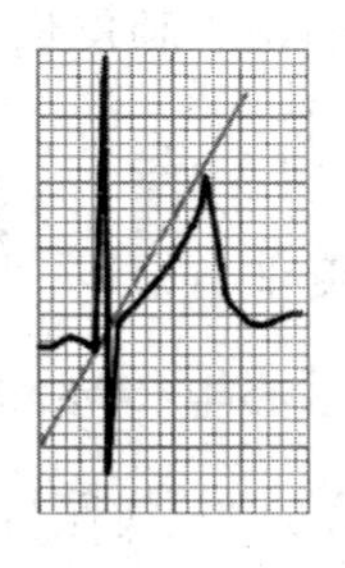

图 4－141

3）早期复极综合征的辨别应结合临床病史，只有在 24 小时以上心电无改变时，才能考虑早期复极综合征。

第五章　常见心肺疾病的心电早期发现及辅助诊断

Chapter 5

心电异常与临床表现的关系：心电检查可以早期发现疾病的异常，为临床诊断起到提示及辅助确认的作用。心电表现与临床病史二者不可偏废。由于正常人体变异的存在，不能以一时的心电异常来确认心肺疾病。

1. 肺气肿

要点　低电压＋心电轴右偏

注解　肺气肿减弱了心电传导和波形的振幅，出现低电压，肺气肿时右心室负荷加大，代偿性右心室肥厚，心电轴向右偏移。见图 5－1。

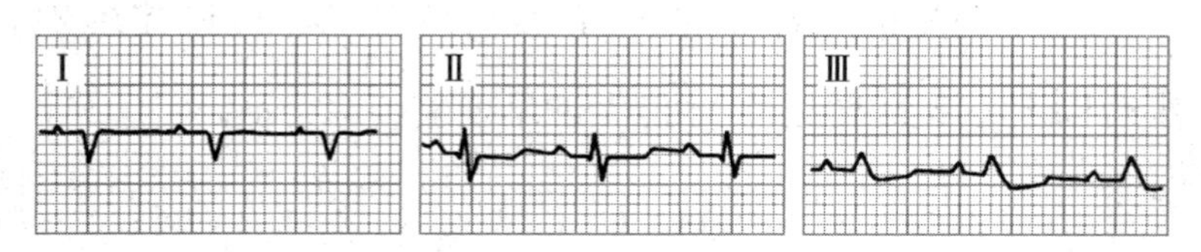

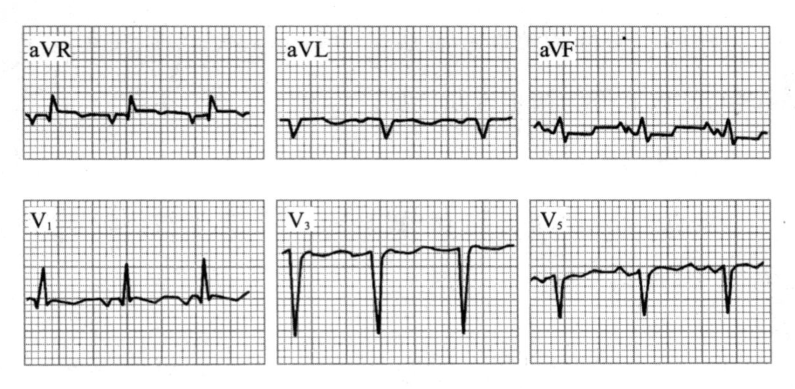

图 5－1

2. 慢性肺源性心脏病

要点 肺型 P 波＋低电压或低电压趋势＋显著顺钟向转位＋右心室肥大＋心电轴右偏。见图 5－2。

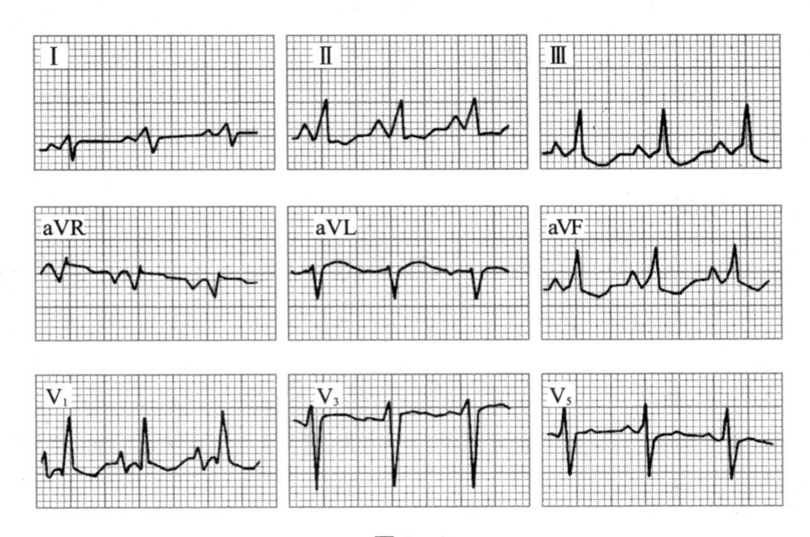

图 5－2

注解 慢性肺源性心脏病是一种常见病，在临床实际工作中，常以此作为初步诊断依据。

3. 急性肺心病

要点 $S_{I}+Q_{III}+T_{III}$(倒置)，$V_1 \sim V_4$ 的 T 波倒置，电轴右偏，P_{II} 增高。见图 5－3。

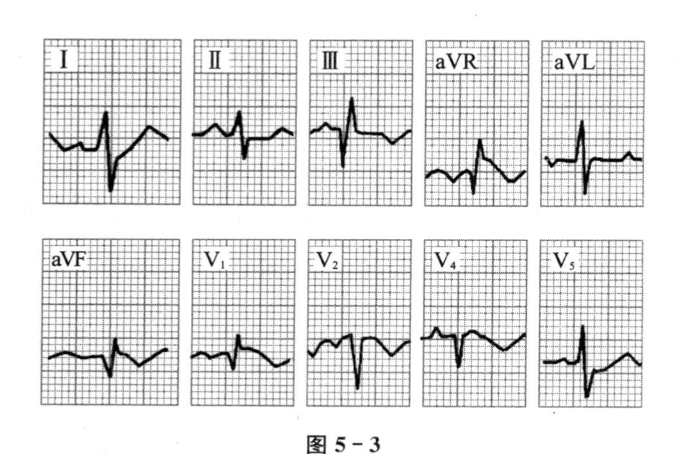

图 5－3

注解

1）急性肺心病较少见，是由肺栓塞引起的右心室扩张和急性心肌缺氧。需结合临床表现(休克、气促、发绀、心前区疼痛等)才能诊断。应一日数次心电图复查，以便动态观察。

2）急性肺心病还可有的心电表现：心动过速、早搏，V_1 导联 R 波分叉，顺钟向转位。

3）急性肺心病、肺梗塞和肺动脉栓塞三者的关系：急性肺心病是大块肺动脉栓塞使肺动脉突然大部阻塞，导致右心室急剧扩张和急性右心衰；肺梗塞是静脉系统的栓子堵塞了肺动脉，临床表现可轻可重；肺动脉栓塞是较小的肺动脉栓塞或血栓形成，可引起肺不张。心电图往往无特征性改变。

4）急性肺心病与下壁心梗的区别：前者Ⅲ导联和 aVF 导联的 Q 波较小，未达病理性 Q 波的标准，几天内可消失，V_1～V_3 导联 T 波倒置；后者的病理性 Q 波不易消失，V_1～V_3 导联 T 波直立。

4. 急性心包炎

要点　低电压＋多个导联呈弓背向下的 S－T 段抬高＋窦过速＋T 波直立（急性期）＋可有电交替现象。见图 5－4。

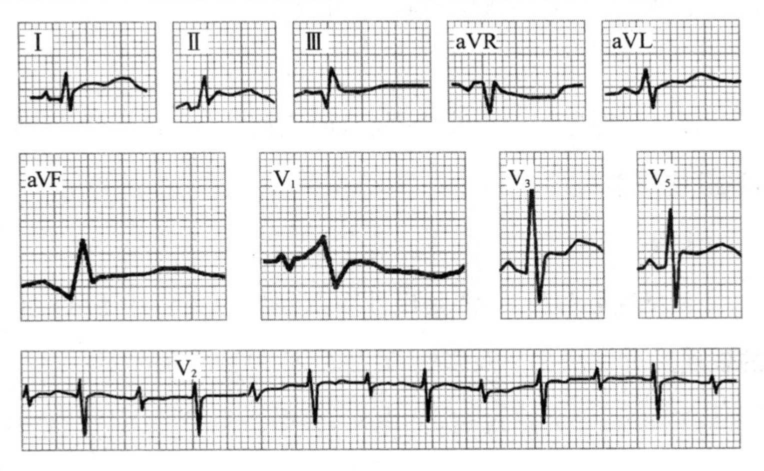

图 5－4

注解

1）心包本身的炎症不能使心电图表现出异常，由于炎症波及心外膜下心肌，使其产生损伤性电流而致 ST－T 改变，（除 aVR 导联外）。心包积液使电流“短路”，产生 QRS 波群低电压。积液量多时，心脏出现顺、逆钟向转位，表现为电交替现象。

2）心包炎的 S－T 段抬高呈弓背向下性，一般<1 周，有的仅数小时。S－T 段恢复到等电位线后，T 波由直立渐至低平倒置。

3）急性心包炎应与急性心梗相鉴别：前者 S－T 段除 aVR 外，其他导联普遍呈弓背向下性的抬高，与 T 波不成单向曲线，无 Q 波；后者仅在梗死相关导联上出现 S－T 段弓背向上抬高，与 T 波形成单向曲线，并有 Q 波。

5. 慢性心包炎

要点　低电压＋T 波低平、双向或倒置（aVR 直立）＋窦过速（或房颤）。

注解

1）慢性心包炎，主要是慢性缩窄性心包炎。其还可以有的表现是 P 波增高呈双峰型，T 波在 V_1、V_2 导联直立。

2）图 5－5 为窦过速，低电压，多数导联 T 波倒置（aVR 除外）。

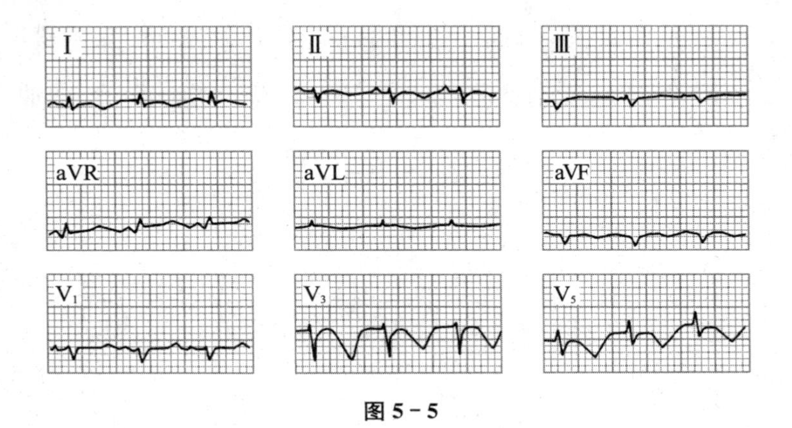

图 5-5

6. 心肌病

要点 心室肥厚＋束支阻滞＋ST－T 改变＋多种类型心律失常＋可有异常 Q 波。

注解

1）多数心肌病表现为左心室肥厚（少数可有双侧心室肥厚），ST－T 改变为 S－T 段下降或 T 波低平、双向、侧置，可出现各种类型的异位心律及传导阻滞（心律失常以室早多见、传导阻滞以束支阻滞多见），个别导联可出现异常 Q 波（但无 ST－T 心梗演变过程）。

2）心肌病还有 Q－T 间期延长（Q－T≥11 小格）。有时心电不显示心室肥大，原因：①双侧心室肥大，有时两侧电压互相抵消。②室间隔肥厚。

3）从图 5－6 可见。不完全右束支阻滞及左前分支阻滞，T 波倒置双向、异常 Q 波、室性早搏、Q－T 间期达高值、电轴左偏。

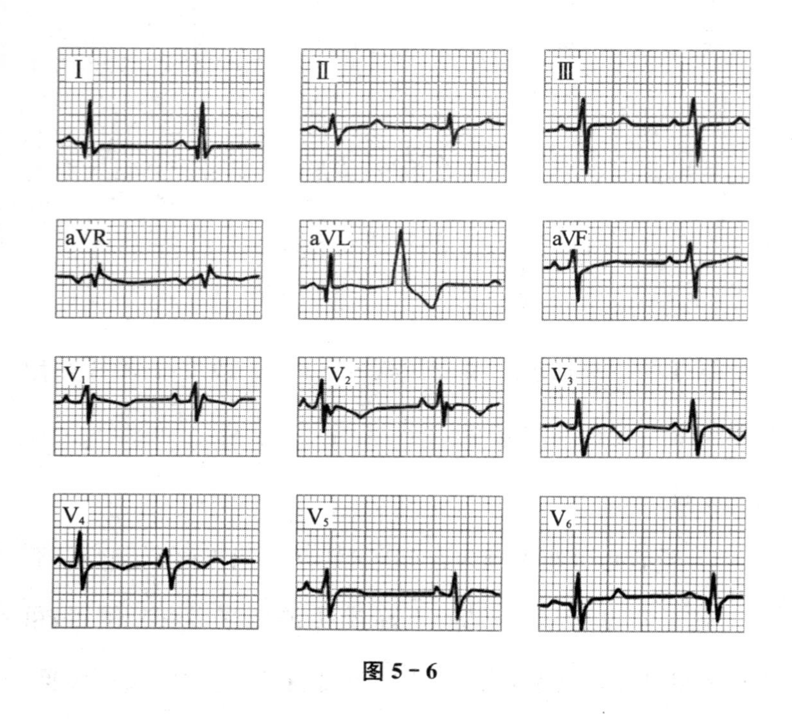

图 5－6

7. 心肌炎

要点　各类传导阻滞＋ST－T 改变＋Q－T 间期延长＋心律失常。

注解

（1）心肌炎心电特点　出现各类不同程度的传导阻滞，

束支、房室传导阻滞或P－R间期延长；S－T段下降，T波平坦、双向或倒置；Q－T间期延长≥11小格；心律失常可出现早搏、心动过速、房扑、房颤。偶可见异常Q波。

（2）从图5－7可见　不完全性右束支阻滞、S－T段下降、T波倒置、Q－T间期达正常高值。

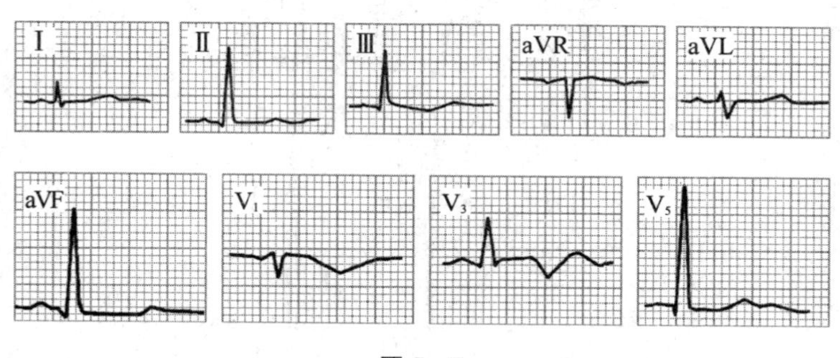

图5－7

8. 二尖瓣狭窄

要点　左心房扩大＋右心室肥大＋房性心律失常

注解

1）二尖瓣狭窄：左心房扩大、出现"二尖瓣型"P波、右心室肥厚、心电轴右偏（多见于中度以上狭窄者），可有房性心律失常（房早、阵发性室上性心动过速、房扑、房颤）。

2）二尖瓣狭窄还可见：S－T段下移（V_1～V_3），T波低平或倒置。

3）从图 5－8 可见：左心房扩大、右心室肥大、心电轴右偏、V_1 导联 S－T 段下移、T 波倒置。

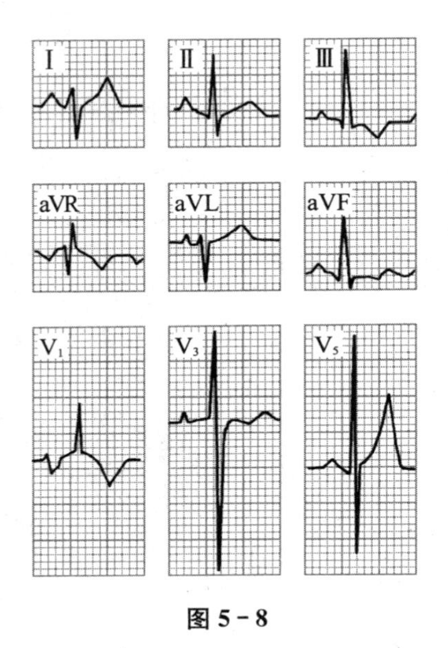

图 5－8

4）二尖瓣狭窄合并关闭不全是临床最常见的类型。心电常表现为心电轴右偏（少数可左偏或无偏移），“二尖瓣型”P 波及房颤均较多见。心室肥大可出现 4 种情况：病变以狭窄为主，心电显示右心室肥大；病变以关闭不全为主，心电表现为左心室肥厚；当狭窄和关闭不全均较严重，可出现双室肥大或正常波形（互相抵消）。少数还可出现不完全右束支阻滞。

5）单纯二尖瓣关闭不全的左心房增大往往不及狭窄显著。轻度二尖瓣关闭不全，由于左心室代偿能力较强，心电图可正常或大体正常。重度二尖瓣关闭不全者，心电轴左偏，可有左心室肥大。

9. 肺动脉瓣狭窄

要点　右心房肥大＋右心室肥大＋多数胸导联有 T 波倒置。

注解

1）单纯肺动脉瓣狭窄，狭窄程度越显著，心电改变越明显；轻度狭窄多表现为正常心电图。

2）图 5－9 为右心房肥大、右心室肥大、心电轴右偏、胸导联 T 波倒置、窦性心动过速。

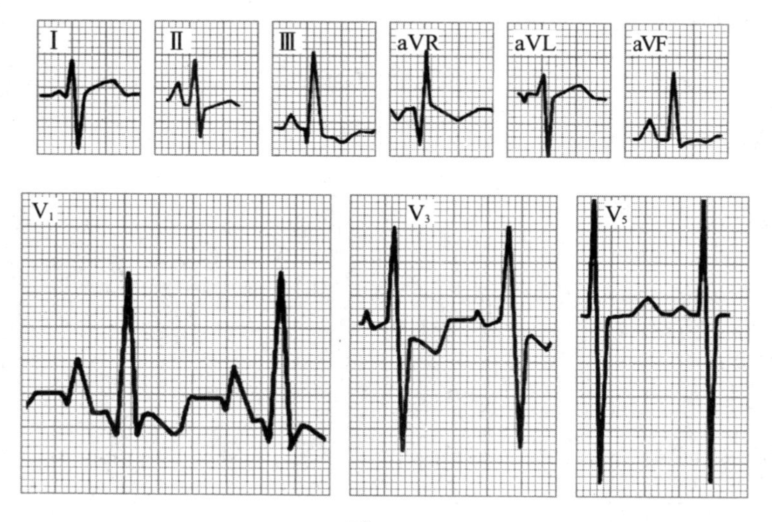

图 5－9

10. 房间隔缺损

要点 右束支传导阻滞+右心房肥大+右心室肥大

注解

1）房间隔缺损是最常见的一种先天性心脏病，一般指继发孔未闭的房间隔缺损。心电常见不完全性右束支传导阻滞，右心房肥大，右心室肥大。

2）偶见一度房室传导阻滞、预激综合征、窦过速、房颤等。久病者出现往往提示心肌受累。

3）缺损小者，也可表现为正常心电图。

4）属于原发孔未闭的房间隔缺损，出现左心室肥大，心电轴左偏。

5）图 5－10 为右心房肥大、右心室肥大、不完全右束支阻滞、窦过速。

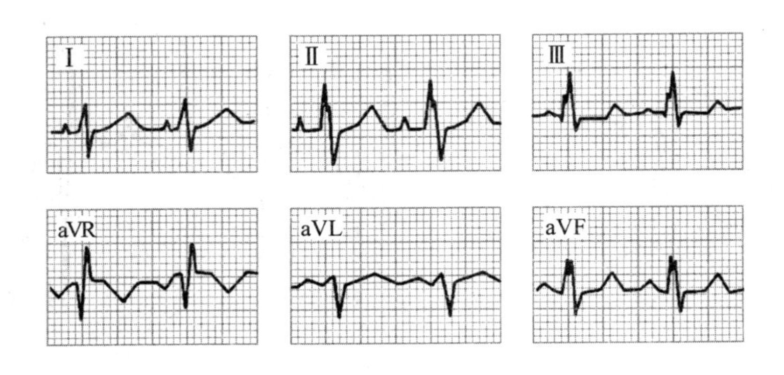

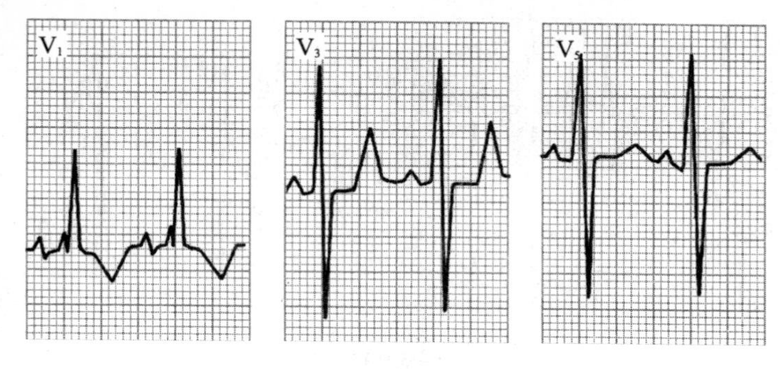

图 5-10

11. 室间隔缺损

要点 左心房肥大+右心室肥大+左心室肥大

注解

1）室间隔缺损的心电表现，常随缺损大小而异，一般常见左心房肥大和双侧心室肥大。

2）室间隔缺损小、分流量小者，双侧心室负荷加重不明显，心电图可正常；中重度缺损者，可出现右束支阻滞、房室传导阻滞及房性心律失常。

3）室间隔缺损还可以出现的心电表现：V_5、V_6 导联出现 Q 波及高 R 波，S-T 段上移及 T 波直立。

4）图 5-11 为左心房肥大、右心室肥大、左心室肥大，V_5 导联高 R 波（定准电压 5 小格＝1 mV），异常 Q 波，T 波直立。

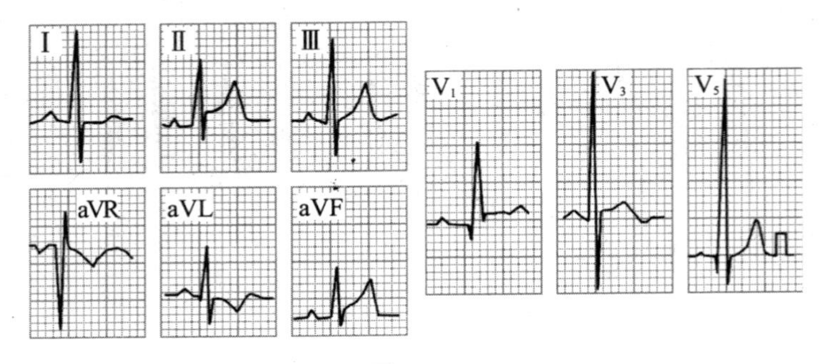

图 5-11

12. 动脉导管未闭

要点 左心室肥大+在Ⅱ、Ⅲ、aVF、V_5、V_6 导联 R 波异常增高，S-T 段抬高，T 波直立对称。

注解

1）动脉导管未闭可见左心室肥大，在Ⅱ、Ⅲ、aVF、V_5、V_6 导联 R 波异常增高，S-T 段抬高，T 波直立高大对称。有时可见左心房肥大。

2）动脉导管未闭，轻度心电图可大致正常；中度表现也可为双侧心室肥大或右心室肥大掩盖左心室肥大，心电轴右偏。

3）图 5-12 为左心室肥大，Ⅱ、Ⅲ、aVF、V_5、V_6 导联 R 波异常增高，S-T 段上移，T 波直立高大对称。

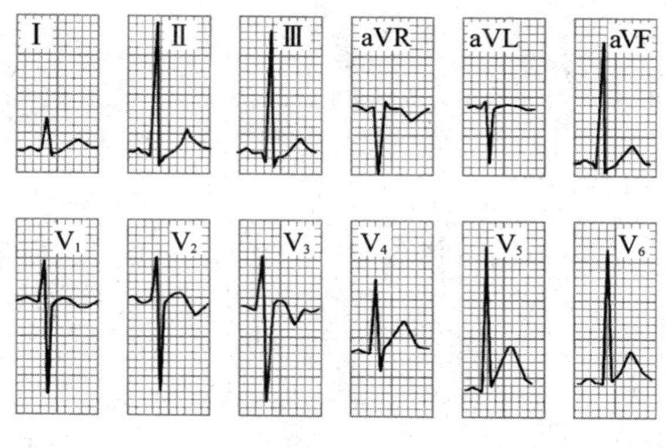

图 5－12

13. 法乐氏四联症

要点 右心房肥大＋右心室肥大＋Ⅱ、Ⅲ、aVF、V_1、V_2出现 ST－T 改变。

注解

1）法乐氏四联症包括：肺动脉狭窄、室间隔缺损、主动脉右移(骑跨)、右心室肥大。心电表现为：右心房肥大、右心室肥大，心电轴右偏。在Ⅱ、Ⅲ、aVF、V_1、V_2 导联上出现 S－T 段降低，T 波倒置。也可以有不完全右束支阻滞。

2）图 5－13 为右心房肥大，右心室肥大，在Ⅱ、Ⅲ、aVF、V_1、V_2 导联 S－T 段降低，并可出现 T 波倒置。

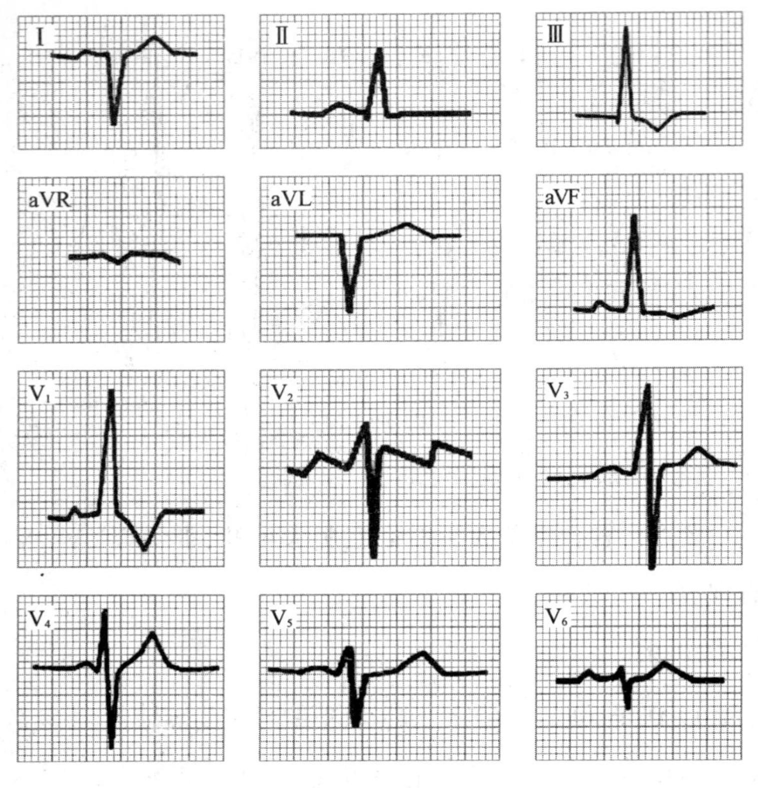

图 5-13

14. *右位心*

要点 Ⅰ导联各波均倒置＋Ⅱ和Ⅲ导联位置互换＋aVR和aVL位置互换＋aVF位置不变＋胸导联反转（V_1～V_5导联R波逐渐变小，S波逐渐增深）。

注解

1）右位心可分为3种不同类型，但以“镜像右位心”

最多见。即心脏位于胸腔的右侧，心尖向右、左心室位于右心室的右后方，主动脉位于右侧，均与正常心脏位置相反。

2）图 5－14 为镜像右位心。

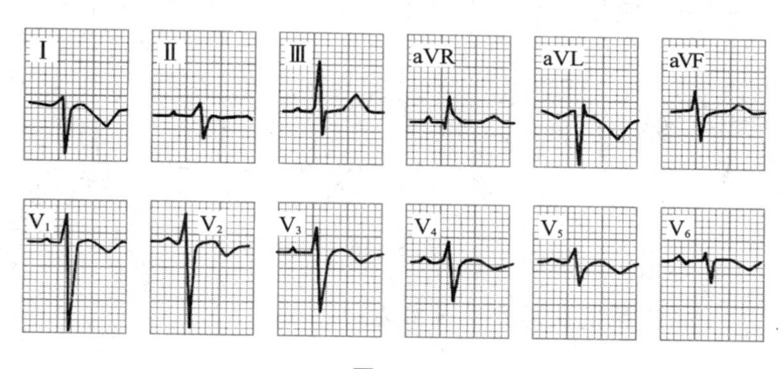

图 5－14

3）右位心需与肢体导联连接错误相鉴别，左右上肢导联接反时，胸前导联不反转，V_1～V_5 导联 R 波仍逐渐增高，S 波逐渐变浅。

15. 室壁瘤

要点 急性心梗后 S－T 段持续抬高达半年以上＋病理性 Q 波＋始终无冠状 T 波。

注解

1）在急性心梗后，特别是左室前壁心梗，很容易发生心室壁瘤，心电对其诊断无特异性。

2）图 5－15 为心梗半年后 S－T 段仍抬高，有病理性 Q 波，无倒置缺血的冠状 T 波。

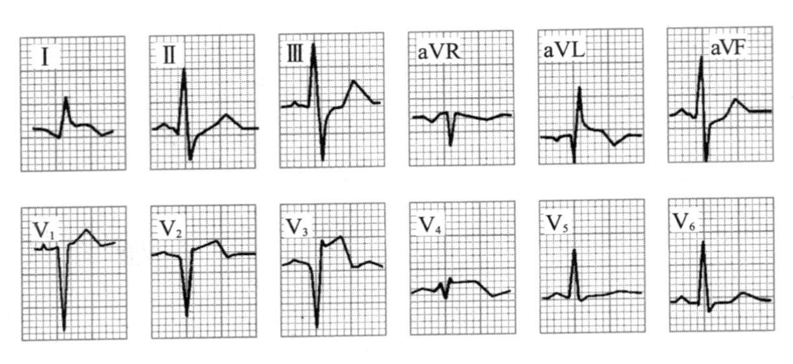

图 5－15

16. 慢性冠状动脉供血不足

要点　T 波：a. 早期 $T_{V_1}>T_{V_5}$；b. 尔后出现冠状 T 波（V_5、V_6 明显）；c. 进一步发展，T 波普遍低平。S－T 段一过性下移，心律失常（传导阻滞、早搏、房颤）。

注解

1）慢性冠状供血不足，早期 T 波在右胸至左胸导联呈下降趋势 $T_{V_1}>T_{V_5}$。见图 5－16－1。

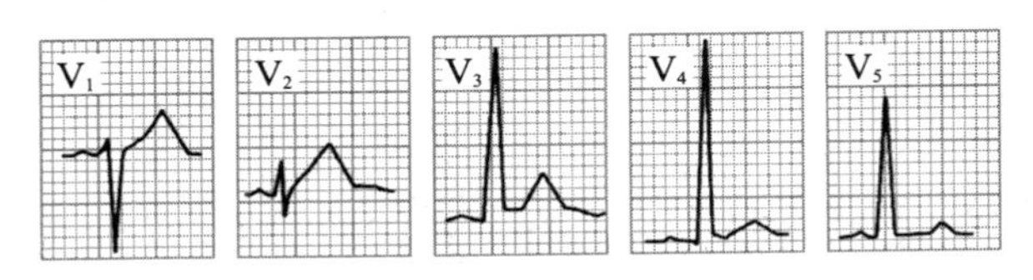

图 5－16－1

2）S－T段一过性下降（左胸导联明显），时有时无，时轻时重。从图5－16－2可见部分导联S－T段略下降和冠状T波，也可见$T_{V_1}>T_{V_5}$。

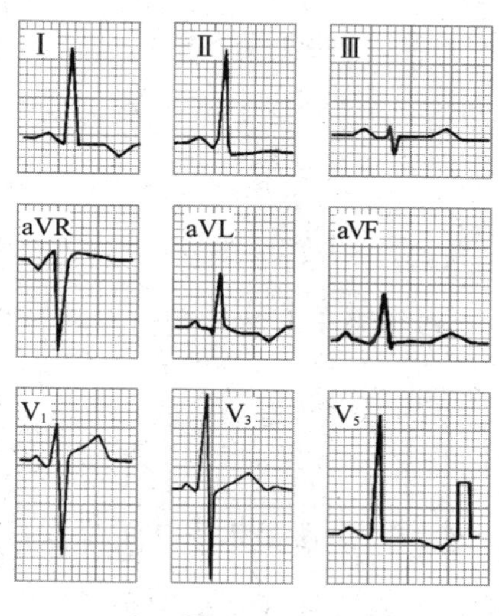

图5－16－2

3）T波普遍低平，见图5－16－3。

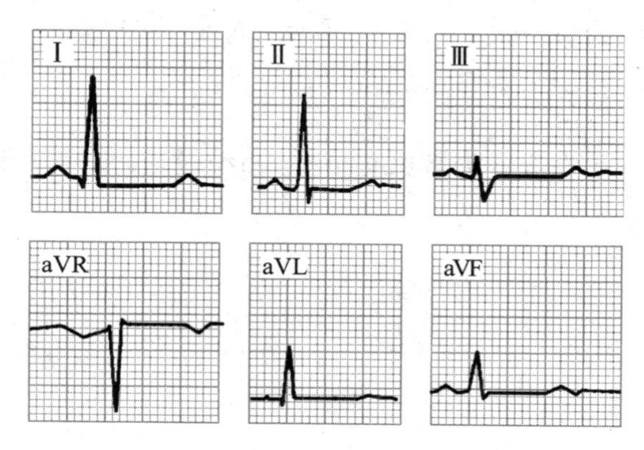

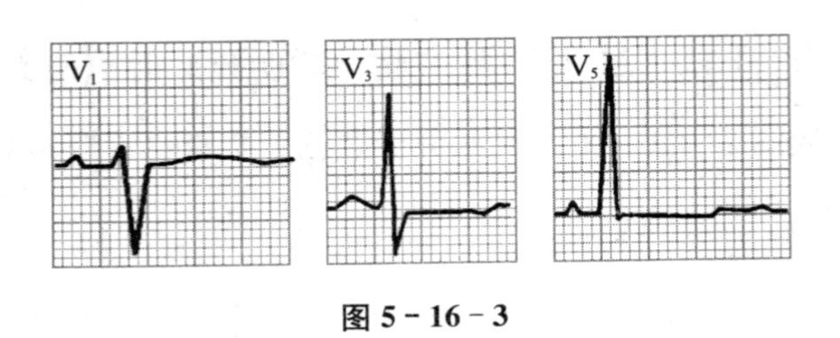

图 5-16-3

4）若出现早搏，早搏后第 1 个 T 波可见低平、双向或倒置，原倒置变正向。

17. 典型心绞痛

要点　S-T 段下降＋T 波改变＋左胸导联可见一过性心梗波形＋一过性心律失常。

注解

1）典型心绞痛 S-T 段呈水平或下降型降低，一般左胸导联明显，也可见于肢体导联(除 aVR 导联外)。左胸导联有时会出现一过性 Q 波，R 波降低。

2）T 波可由直立变低平、双向、倒置，出现冠状 T 波。也可 T 波异常高尖(后变为倒置)。

3）一过性心律失常可有早搏，心动过速，传导阻滞，房扑或房颤。

4）图 5-17 为多数导联 S-T 段压低，T 波平坦倒置。

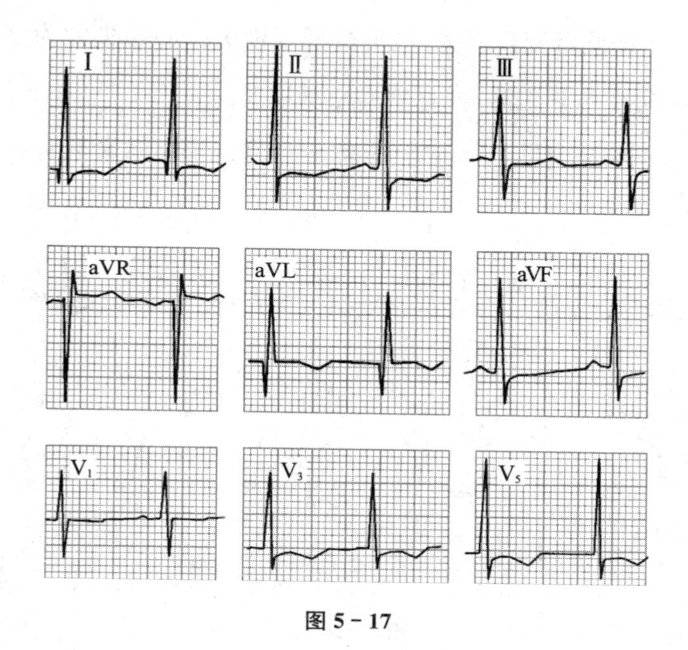

图 5－17

18. 变异型心绞痛

要点　S－T 段抬高伴对应导联 S－T 段下降；T 波“伪改善”＋T 波增高；R 波改变＋心律失常。

注解

1) S－T 段抬高伴对应导联 S－T 段下降，下壁导联Ⅱ、Ⅲ、aVF 与高侧壁导联Ⅰ、aVL 互为对应导联。

2) T 波“伪改善”为原倒置的 T 波变直立。变异性心绞痛 T 波增高，严重者可高尖(在 S－T 段恢复正常后，T 波出现倒置、低平)。

3）R 波可变高增宽，也可减低或消失。心律失常为室性早搏，房室传导阻滞，偶见室性心动过速。

4）图 5－18－1 为多数导联 S－T 段抬高（aVR 除外）。

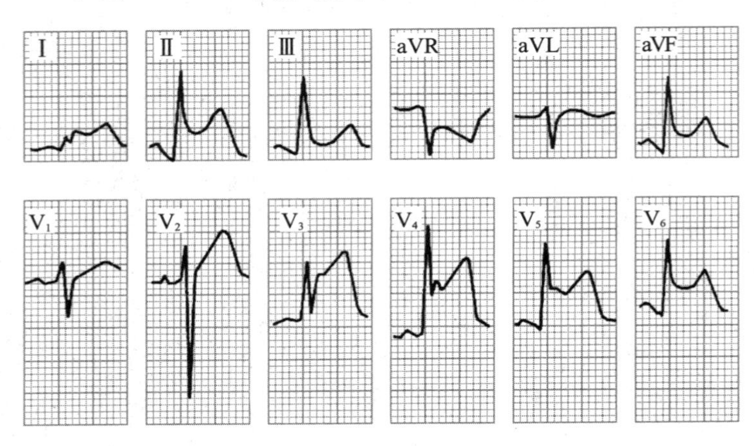

图 5－18－1

5）图 5－18－2 为 S－T 段恢复正常，但 T 波仍低平。

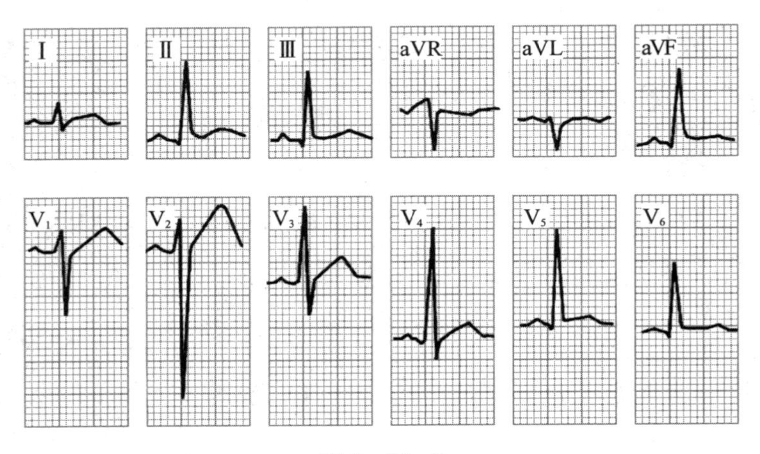

图 5－18－2

参考文献
Reference documentation

1. 全国卫生专业技术资格考试专家委员会. 心电学技术[M]. 北京：人民卫生出版社，2009.
2. 陈文彬，潘祥林. 诊断学[M]. 7版. 北京：人民卫生出版社，2008.
3. 陆再英，钟南山. 内科学[M]. 7版. 北京：人民卫生出版社，2008.
4. 孙九玲. 诊断学[M]. 北京：人民卫生出版社，2008.
5. John R, Hampton (UK). The ECG made easy [M]. 7th edt. Chur chill Living stone, 2008.
6. 杨虎. 心电图专业人员培训教材[M]. 北京：北京大学医学出版社，2006.
7. 吕探云. 健康评估[M]. 2版. 北京：人民卫生出版社，2006.
8. 史训凡，杨天伦. 新编实用心电图手册[M]. 长沙：湖南科学技术出版社，2005.
9. 支龙. 心电图诊断标准手册[M]. 太原：山西科学技术出版

社，2004.
10. 贺亚玲. 临床心电图谱速读[M]. 南京：东南大学出版社，2003.
11. 陆恩祥. 心电图临床实习图谱[M]. 沈阳：辽宁科学技术出版社，2002.
12. 王建华. 心电图图解速成讲授[M]. 天津：天津科技翻译出版公司，2001.
13. 王恩让，黄宛. 临床心电图图谱[M]. 2版. 北京：人民卫生出版社，2000.
14. 薛兆利等. 临床心电图诊断与鉴别诊断[M]. 济南：山东科学技术出版社，1996.
15. 石毓澍. 临床心律学[M]. 天津：天津科学技术出版社，1994.
16. 丁伟琦，张新中. 新编心电图学[M]. 北京：学苑出版社，1993.
17. 姜治忠. 临床心电向量图图谱[M]. 北京：人民卫生出版社，1986.
18. 闻颖梅，任民峰. 心电图入门[M]. 北京：人民卫生出版社，1981.
19. 梁国才，丁应锷. 心电学入门[M]. 昆明：云南人民出版社，1980.